AF456402

NOTICES ÉLÉMENTAIRES

SUR

L'HOMÉOPATHIE.

OUVRAGES DU DOCTEUR JAHR,

QUI SE TROUVENT CHEZ J.-B. BAILLIÈRE.

Manuel de médecine homéopathique, ou Résumé des principaux effets des médicaments homéopathiques, avec indication des observations cliniques, divisé en deux parties, 1° *Matière médicale*; 2° *Répertoire symptomatologique et thérapeutique.* Paris, 1840, 4 vol. grand in-12. 18 fr.

Nouvelle pharmacopée et posologie homéopathique, ou de la Préparation des médicaments homéopathiques et de l'administration des doses. Paris, 1841, in-12. 5 fr.

Paris — Imprimerie de Bourgogne et Martinet, rue Jacob, 30.

NOTICES ÉLÉMENTAIRES

SUR

L'HOMÉOPATHIE

ET

LA MANIÈRE DE LA PRATIQUER;

AVEC QUELQUES UNS DES EFFETS LES PLUS IMPORTANTS

DE

DIX DES PRINCIPAUX REMÈDES HOMÉOPATHIQUES,

A l'usage de tous les hommes de bonne foi qui veulent se convaincre, par des essais, de la vérité de cette doctrine;

PAR LE DOCTEUR

G.-H.-G. JAHR.

DEUXIÈME ÉDITION, CORRIGÉE ET AUGMENTÉE.

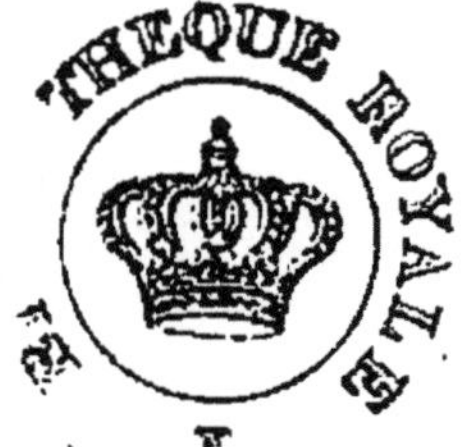

A PARIS,

CHEZ J.-B. BAILLIÈRE,

LIBRAIRE DE L'ACADÉMIE ROYALE DE MÉDECINE,

RUE DE L'ÉCOLE-DE-MÉDECINE, 17.

A LONDRES, CHEZ H. BAILLIÈRE,

219, REGENT-STREET.

1844.

PRÉFACE.

M. le docteur Mure, propagateur zélé de notre doctrine, m'ayant prié de rédiger ce petit traité, j'ai d'abord hésité longtemps à mettre la main à l'œuvre, sachant combien il est dangereux de placer dans les mains des commençants des instruments qui peuvent les porter à croire qu'ils savent quelque chose et sont en état de pratiquer notre art si difficile, sans en avoir une connaissance approfondie. Je n'ai point voulu contribuer à faire de mauvais praticiens, qui font plus de mal à l'homéopathie que ne lui en ont jamais fait ses adversaires les plus acharnés. Leurs insuccès, suites naturelles de leur peu de connaissances en homéopathie, sont attribués (souvent par eux-mêmes) à l'insuffisance de l'art, et non à celle de la personne qui l'exerce. Mais la même injustice ne s'étend-elle pas aux ouvrages qui leur servent de guides ? Le savoir insuffisant de quelques routiniers en homéopathie tient-il aux ouvrages, ou à la paresse de ceux qui étudient ? Celui qui ne veut pas pénétrer jusqu'au fond de notre science ne sera-t-il pas également arrêté, dès le premier pas, avec le livre le plus gros et le plus détaillé du monde ? Si cela était, tous les médecins homéopathes qui possèdent le *Traité de matière médicale* et les *Maladies chroniques* de Hahnemann devraient être des homéopathes consommés, et en est-il réellement ainsi ? Oh non ! ce n'est pas de l'ouvrage, c'est du zèle de celui qui le lit que tout dépend. C'est donc sans le moindre scrupule de conscience qu'enfin nous nous sommes résolu à publier ce petit traité, afin d'engager nos confrères de l'ancienne école à mettre notre doctrine à l'épreuve, et de leur en fournir en même temps les moyens, ne doutant nullement que tous ceux parmi eux qui se seront convaincus de sa vérité, et qui la prennent au sérieux, ne manqueront pas d'acquérir des connaissances plus amples dans les livres qu'à ce dessein nous leur avons indiqués dans le cours de ce traité. *Sapienti sat.*

Paris, 14 octobre 1839.

JAHR.

Le succès qu'a obtenu la première édition de ce petit ouvrage, publié il y a cinq ans, la demande qui nous en est faite par un grand nombre de personnes, nous prouvent qu'il n'a pas été sans utilité; nous n'en conservons pas moins l'opinion que nous avons exprimée plus haut sur le danger de mettre entre les mains des commençants des livres où la science ne se trouve pas assez développée. Cependant l'expérience nous ayant démontré que les notions générales que nous avions données sur les principaux effets de dix médicaments ont pu être en quelque sorte considérées comme une introduction à l'étude de l'homéopathie ; que loin de borner là leurs connaissances, ce petit ouvrage avait été, pour beaucoup de personnes, un premier pas qui les a conduites à une étude plus approfondie ; ces motifs, et le désir de propager une doctrine qui a déjà rendu tant de services à l'humanité souffrante, nous déterminent à publier cette deuxième édition, après lui avoir fait subir des augmentations assez importantes, surtout aux chapitres qui traitent de l'*examen du malade* et du *régime à suivre.*

Paris, 15 juillet 1844.

NOTICES ÉLÉMENTAIRES

SUR

L'HOMÉOPATHIE.

I. —Introduction.

1. L'*Homéopathie* est l'art de guérir par des *spécifiques déterminés* à priori *pour un cas quelconque de maladie*. La guérison par des spécifiques en elle-même, n'est ni inouïe, ni neuve en médecine; c'est par là qu'a commencé toute la science médicale, et si, plus tard, quelques savants ont posé les principes de la méthode des *contraires* et de la méthode *dérivative*, ce n'était que faute de déterminer les spécifiques *à priori*; car depuis que l'humanité existe, s'il s'est fait une guérison vraiment remarquable, c'est tou-

jours par quelque *spécifique* trouvé par hasard que la nature l'a effectuée.

2. Il y avait donc de tout temps un *principe éternel* d'après lequel procédait la nature toutes les fois qu'elle déracinait complétement les maladies par des remèdes, mais la science n'en avait point le secret. Bien des savants, il est vrai, se sont occupés de le découvrir ; mais, s'égarant dans une fausse route, ils se sont toujours plus ou moins écartés de la vérité. Et cependant rien n'était plus facile que d'y arriver ; car, d'après toute bonne logique, le *secret curatif*, tant recherché, devait consister dans un rapport *nécessaire* entre le remède spécifique et le corps humain et la maladie. Ce rapport devant absolument exister dans tous les cas de guérison de cette nature, la chose la plus simple aurait été d'étudier tous ses rapports, et d'observer celui qui accompagnait toutes les guérisons, tandis que son absence les faisait manquer.

3. C'étaient ces idées qui, en 1790, à l'occasion de la traduction de la *Matière médicale* de Cullen, portaient *Samuel Hahnemann*, né à Meissen, en Saxe, 1755 (1), et reçu docteur en 1779, à étudier les effets des médicaments sur l'homme sain, et grand fut son étonnement de voir par là les médicaments qui, à cet effet, furent pris par lui-même et les membres de sa famille, produire des effets *tout-à-fait semblables aux symptômes des maladies contre lesquelles ils étaient connus comme spécifiques.* Ce fait curieux le frappa, et s'étant assuré qu'il avait lieu pour *tous les spécifiques* connus jusqu'alors, il essaya également si, en un cas de maladie quelconque, on pourrait déterminer de cette manière le spécifique encore inconnu. Le succès le plus complet justifia son attente; et, autorisé par ce précédent, il posa comme *loi éternelle de la nature, pour la guérison par les spécifiques*, le principe :

(1) Mort, à Paris, le 4 juillet 1843.

« *Similia similibus curantur*, » c'est-à-dire, *pour guérir radicalement une maladie quelconque, il faut employer un remède qui, sur l'homme sain, produise des effets semblables à cette maladie.*

4. C'est ainsi que fut fondée la nouvelle doctrine médicale, à laquelle son auteur donna le nom d'*homéopathie*, des deux mots grecs ὁμοιος (semblable), et παθὸς (affection), et qui devint bientôt son guide exclusif. Mais plus il la pratiqua, plus il vit que malgré la supériorité de cette méthode sur toutes les autres, il y avait un grave inconvénient, en ce que les remèdes à effets semblables, donnés aux doses usitées dans l'ancienne école, entraînaient souvent une aggravation plus ou moins forte des symptômes. Songeant à éviter cette circonstance, et ne voulant pas mêler les médicaments d'une substance qui, en en diminuant la force, aurait pu en altérer les effets, il imagina de les mélanger avec une matière neutre qui,

ne faisant qu'augmenter leur volume, lui permettait d'en affaiblir les effets par la simple division. Une goutte ou un grain d'une substance trop active fut mélangé par lui avec cent gouttes d'esprit de vin ou cent grains de sucre de lait, dont il n'appliqua alors que la centième partie; et trouvant celle-là quelquefois encore trop forte, il fut obligé de la subdiviser encore de la même manière que la substance primitive, voire même à continuer ces subdivisions dans beaucoup de cas jusqu'à trente fois, et de n'administrer alors de la dernière que *deux* ou *trois* grains de sucre, dont cinq à six cents avaient été imbibés dans une seule goutte de cette dernière division.

5. L'emploi des petites doses, quoique *indépendant en théorie de la loi des semblables*, en est donc toujours *une conséquence pratique naturelle* qui ne saurait être détachée du principe curatif de l'homéopathie. Aussi tous les homéopathes

observateurs, non seulement ont reconnu l'*efficacité incontestable de ces petites doses*, mais se sont convaincus aussi que, dans beaucoup de cas, cette division, loin d'être une atténuation, développait les propriétés médicamenteuses des substances, et les rendait plus propres à exciter l'organisme à une réaction profonde et de longue durée, pour le rétablissement de la santé dans des maladies chroniques, tout en diminuant, jusqu'à un certain degré, les effets violents que l'on aurait à craindre dans le traitement des maladies rebelles et aiguës. Mais, dût-on même regarder cette division comme une atténuation, toujours est-il constaté que, *pour guérir une maladie quelconque de la manière la plus sûre, la plus douce et la plus prompte, il n'y a pas de meilleur moyen que d'administrer de très petites doses d'un remède qui, employé à fortes doses, produirait sur l'homme en santé des effets semblables à ceux de la maladie.*

6. Voilà le principe fondamental de l'homéopathie, tel qu'il a été établi par Hahnemann, et confirmé par une expérience de cinquante années et par une grande quantité de ses disciples dans toutes les parties du monde, sans que nul de ceux qui l'ont adopté veuille désormais en suivre aucun autre. L'exécution de ce principe en pratique n'est pas toujours, il est vrai, chose facile; car pour être sûr de son succès dans tous les cas de maladie curable, il faut non seulement une connaissance approfondie de toutes les règles pratiques de cette doctrine, mais aussi une étude sérieuse des effets que produisent les médicaments sur l'homme en santé, afin de savoir les employer avec discernement et sécurité.

7. Pour la connaissance des règles pratiques de l'homéopathie, c'est dans les ouvrages de *Hahnemann* qu'il faut la chercher, et principalement dans son livre intitulé: *Organon de l'art de gué-*

rir (1). C'est là que l'auteur, en exposant toute sa doctrine, a signalé les défauts de la médecine ordinaire avec une vérité et une verve admirables, et indiqué de la manière la plus concluante la seule méthode véritablement rationnelle de faire disparaître les maladies « *tutò, citò et jucundè.* » Après cela, pour connaître les effets des médicaments à employer, il faut passer à deux autres ouvrages de *Hahnemann*, savoir : 1° *matière médicale pure* (2), et 2° *maladies chroniques, 2e édition*, en allemand, cinq volumes; deux ouvrages qui contiennent en tout plus de cent vingt différents médicaments étudiés par Hahnemann et ses disciples, et qui,

(1) *Exposition de la doctrine médicale homéopathique*, ou organon de l'art de guérir ; trad. de l'allemand, par A.-J.-L. Jourdan. Paris, 1834, in-8.

(2) *Traité de matière médicale pure*, ou de l'action homéopathique des médicaments, trad. de l'allemand, par le docteur A.-J.-L. Jourdan. Paris, 1834, 3 vol. in-8.

jusqu'aux temps les plus reculés, seront toujours un modèle de travaux de ce genre, et formeront constamment la base sur laquelle tout homéopathe qui veut se rendre maître de son art devra fonder ses études pratiques dans cette doctrine.

8. Outre ces ouvrages du fondateur de notre école, il en est encore bien d'autres des différents disciples de Hahnemann, et dont plusieurs contiennent également des médicaments fort importants. La plupart de ces médicaments, il est vrai, n'ont point encore été traduits en français, mais dans notre *Nouveau manuel* (1), nous en avons donné un résumé ; et dans les divers *journaux homéopathiques*, qui ont paru en France depuis 1830 jus-

(1) *Nouveau manuel de médecine homéopathique*, contient un résumé de tous les médicaments qui ont été étudiés jusqu'en 1840, avec un *Répertoire alphabétique* des symptômes, et avec des *avis cliniques* sur le traitement des maladies. Paris, 1840. 4 vol. in-12.

qu'en 1842, l'on trouvera la traduction entière de presque tous ces médicaments.

9. En attendant que nos lecteurs se procurent tous les ouvrages dont nous venons de parler, et que nous regardons comme indispensables pour arriver à une connaissance suffisante de l'homéopathie, nous leur offrons ici un petit traité élémentaire qui les mettra à même de se convaincre d'abord par essais de la vérité des principes de notre doctrine, et par là aussi de la nécessité de consacrer tout leur temps à son étude sérieuse. A cet effet, nous allons leur donner ci-après quelques règles pratiques sur *l'examen du malade*, sur *la recherche du remède*, sur *l'emploi des médicaments* et sur le *régime à prescrire aux malades*, en ajoutant encore à la fin *quelques uns des effets les plus importants de dix de nos principaux médicaments*, afin qu'il ne leur manque rien pour mettre la main à l'œuvre.

II. — De l'examen du malade.

10. L'école homéopathiste envisage tout cas de maladie, moins comme une affection locale de tel ou tel organe, causant un trouble général dans l'organisme, que comme *la suite d'une altération du principe qui régit et tient en harmonie l'ensemble des fonctions vitales de l'organisme*. De là, il résulte que, pour elle, il s'agit moins de faire disparaître l'affection d'un organe que de régler l'état normal du principe de santé de l'organisme ; convaincue qu'elle est que, l'état normal de ce principe étant rétabli, tout ce qui en était la conséquence cessera naturellement de soi-même, et d'une manière beaucoup plus sûre et plus durable que si l'on n'avait fait que le transporter d'un point à l'autre moyennant des dérivatifs, ou le supprimer momentanément par des palliatifs.

11. C'est donc pour ainsi dire l'*individu* et non l'*organe* que l'homéopathie cherche à guérir. C'est pourquoi, dans son examen du malade, le médecin homéopathe ne saurait nullement se contenter d'avoir reconnu le siége principal de l'affection, et d'avoir établi le diagnostic le plus incontestable, d'après la manière de l'ancienne école. Il faut bien qu'il le fasse aussi bien que celle-ci; mais après l'avoir fait, après avoir étudié et apprécié les signes pathognomoniques de son cas, il lui reste à établir les particularités que celui-ci offre, se présentant sur tel individu, à la suite de telle cause efficiente, avec tels ou tels signes particuliers. C'est, en un mot, la forme individuelle du cas que le médecin homéopathe a encore à établir, par appréciation des signes *accidentels* que l'*individu* malade offre, en sus des signes pathognomoniques de l'*organe* malade.

12. Ces symptômes *accidentels*, qui sont toujours de la plus haute importance pour le choix du remède spécifique, on les trouvera souvent d'un côté dans les *circonstances qui accompagnent les symptômes pathognomoniques*, comme, par exemple, dans la coqueluche, l'accès de toux *qui s'annonce par des pleurs ;* ou dans les *conditions sous lesquelles ces symptômes apparaissent*, comme, par exemple : renouvellement des accès convulsifs *par le moindre contact*, etc. D'un autre côté, ces symptômes caractéristiques, pour le choix du remède, se manifestent ou dans des affections simultanées d'autres organes, telles que *souffrances bilieuses* avec un cas de pleurésie, ou bien dans les *symptômes généraux*, les *affections morales*, les *signes fébriles*, l'état du *sommeil*, du *système nerveux*, les *fonctions digestives*, etc.; symptômes qui, par leurs nuances individuelles dans tout cas de maladie, forment autant d'indications pour le remède spécifique.

13. Dans les affections *aiguës*, les symptômes *locaux* et *généraux actuels*, avec leurs nuances, suffiront presque toujours pour compléter le tableau des symptômes, au point de pouvoir choisir le remède; mais dans les maladies *chroniques*, qui souvent n'ont que très peu de symptômes, et qui, en elles-mêmes, ne sont presque toujours que l'expression locale d'un vice de constitution plus profond, il faut avoir égard tant aux *maladies antécédentes* qui se sont développées sans aucune cause appréciable, qu'aux *symptômes constitutionnels*, et aux *petits maux* auxquels le malade est ordinairement sujet, et que souvent il ne trouve même pas dignes d'être mentionnés. Tout cela doit être recueilli dans l'examen des maladies chroniques, afin de compléter par là le tableau des symptômes.

14. Dans les maladies *épidémiques*, il y a encore une autre précaution à observer dans le recueil des symptômes. Comme

souvent, dans des affections chroniques, la véritable maladie constitutionnelle ne présente l'ensemble de ces symptômes qu'à l'aide du temps, les maladies *épidémiques* ne manifestent souvent leur totalité que dans l'espace, c'est-à-dire dans un ensemble d'individus affectés de cette maladie, et dont chacun souffre d'une partie de l'ensemble des symptômes de la maladie entière. Pour avoir ici le tableau complet de ces symptômes, et pour trouver le remède qui, produisant tout cet ensemble, ait la vertu spécifique de guérir l'affection partielle de tout individu, il faut nécessairement que le médecin recueille les symptômes d'un aussi grand nombre d'individus malades que possible, et qu'il les réunisse en un seul tableau avec toutes les nuances qu'ils présentent.

15. Le médecin homéopathe ne saurait donc jamais donner trop d'étendue ni trop d'exactitude à son examen du malade, et ne devra jamais négliger d'obtenir

la plus grande précision possible dans le détail des *sensations* que le malade éprouve, ainsi que des *circonstances* et des *conditions* qui déterminent les symptômes. Mais, d'un autre côté, il ne faut pas non plus forcer ces expressions. Toute description d'une douleur que le malade est obligé de chercher, et qu'il ne donne que pour être à même de répondre quelque chose aux questions réitérées du médecin, est vague et incertaine, et ne peut jamais servir à la recherche du remède spécifique. Les nuances réellement importantes sont celles que le médecin aperçoit ou par lui-même, ou par le récit volontaire et spontané du malade, ou du moins par des questions légères, qui ne peuvent que guider le malade et non lui dicter ses réponses. C'est, du reste, un art bien difficile que de bien examiner le malade, et d'apprendre de lui tout ce qu'il est bon de savoir. Les préceptes que Hahnemann a donnés à ce sujet dans son organon sont les meilleurs qu'on puisse suivre.

16. Une grande erreur dans laquelle tombent ordinairement les malades, lorsqu'ils consultent un médecin homéopathe, c'est qu'ils s'efforcent de lui faire comprendre ce qu'ils présument être la *cause* de leurs souffrances, au lieu de se contenter de préciser, autant que possible, ces souffrances mêmes, c'est-à-dire les *douleurs*, les *sensations*, enfin *tous les symptômes qu'ils éprouvent réellement*. Cette manière de rendre compte de son état, déjà déplacée dans l'ancienne école, est tout-à-fait inadmissible dans un traitement homéopathique. Il n'appartient point au malade de déterminer la cause de ses maux, mais c'est au médecin de la reconnaître d'après les renseignements recueillis sur le malade ; car, lors même que ce dernier aurait mis le doigt sur la *cause* de sa maladie, il faudrait encore que le médecin s'assurât par lui-même et de la justesse des conclusions du malade, et des symptômes particuliers, propres à lui indiquer le médi-

cament approprié spécialement au cas donné. Le médecin homéopathe ne peut donc jamais se contenter de ces données générales qu'il obtient du malade, et qui se répètent constamment, savoir: que *c'est le sang qui le gêne, qu'il a trop de bile, des humeurs, des vapeurs;* que ce sont les *nerfs* qui le font souffrir; qu'il a une *névralgie*, une *gastrite*, le *sang trop échauffé*, etc., etc. Toutes ces choses n'apprennent au médecin absolument rien de ce qu'il doit savoir pour parvenir à guérir le malade. Un médecin de l'ancienne école même ne pourrait pas se diriger un peu raisonnablement d'après des données aussi vagues et presque toujours erronées ; mais un homéopathe qui aurait le malheur de baser là-dessus son plan thérapeutique se fourvoierait complétement.

17. Il faut savoir diriger l'examen du malade sur les points les plus importants. Pour cela, on cherchera avant tout à con-

naître la constitution, l'âge, la profession, le genre de vie, les habitudes, les dispositions morales, les infirmités naturelles ou acquises du malade, les maladies les plus notables qu'il a éprouvées depuis sa naissance, ainsi que les principaux moyens qui leur ont été opposés. A cet effet, on s'informera si, dans son enfance, le malade a eu des éruptions, la gale, la teigne, des dartres, des engorgements glandulaires, des tumeurs froides, ulcères, verrues, engelures, etc.; des maladies qui sont héréditaires dans sa famille, et de celles dont l'un ou l'autre membre est mort. Chez les femmes, on s'informera surtout des indispositions qui ont eu lieu à l'époque de la puberté, des couches, des grossesses, de l'âge critique, etc. Outre cela, on cherchera encore à connaître les principales circonstances physiques ou morales qui auraient pu contribuer au développement de la maladie actuelle; l'on s'instruira de la marche qu'elle a suivie depuis son origine, et des principaux phénomènes qu'elle a présentés jusqu'au moment présent. Ceci fait, l'on tracera enfin le tableau le plus détaillé possible de la position présente du malade, en ne s'attachant absolument qu'à ce qui est *positif*, et laissant de côté tout ce qui n'est qu'opinion et conclusion, moyennant un raisonnement plus ou moins fondé.

18. Pour bien tracer ce tableau, il est de la plus haute importance de s'accoutumer, dès l'abord, à suivre un certain ordre dans l'examen du malade. C'est par là seul qu'on se garantira le plus sûrement de tout oubli, ainsi que de toute répétition inutile. La manière de disposer cet ordre n'est d'aucune importance; il suffit qu'on en ait un que l'on suive. Mais les commençants ne feront pas mal de suivre de préférence celui qui est adopté pour la composition des tableaux de symptômes dans les manuels de matière médicale. D'après cela,

on s'informera donc, après les notions générales sur la maladie actuelle :

1° Des symptômes généraux, c'est-à-dire ceux qui affectent à la fois ou successivement le corps en général, sans se borner à un organe seul, et les symptômes du sommeil ;

2° Sur les affections et symptômes de la peau, et l'état général de celle-ci ;

3° Sur les symptômes fébriles, tels que frissons, chaleur, sueur, pouls, etc. ;

4° Sur les facultés morales, intellectuelles, les humeurs, le caractère, les dispositions de l'esprit et de l'âme, etc. ;

5° Sur les signes qu'offrent le cerveau, le sensorium, le crâne, et la tête proprement dite ; les douleurs, les sensations, les affections, que le malade éprouve;

6° Sur l'état des yeux et de la vue, de l'oreille et des yeux, du nez et de l'odorat;

7° Sur les symptômes qu'offrent la face, les lèvres, les mâchoires, les dents, les gencives, la bouche, la gorge, la langue, la salive, etc.;

8° Sur l'état de l'appétit, la faim, la soif, les répugnances pour certaines choses, les désirs désordonnés, les renvois, le goût de la bouche ou des aliments, les nausées et les vomissements, d'après les particularités qu'ils offrent;

9° Les symptômes qu'offrent l'estomac, la région épigastrique, le bas-ventre, les hypochondres, la digestion, les selles, les urines, etc.;

10° Sur l'état des organes génitaux, et leurs fonctions; la menstruation chez les femmes, etc.;

11° Sur les symptômes du larynx (toux, douleurs, crachats), de la respiration, de la poitrine et du cœur;

12° Sur les signes qu'offrent le dos, la nuque, le col extérieur, les extrémités inférieures et supérieures, etc.

19. Souvent il arrive, surtout dans certaines maladies locales, que le malade ne fait pas du tout attention aux sym-

ptômes qu'il éprouve dans les autres organes ou dans les parties de son corps qui ne paraissent être en aucune liaison directe avec l'organe affecté. Si cela est, c'est alors au médecin à faire observer au malade qu'il importe de rendre un compte aussi exact que possible de ce qu'il éprouve à quelque endroit que ce soit, attendu que même les choses qui paraîtraient avoir le moins de rapport avec la maladie locale, peuvent être de la plus haute importance pour le choix du médicament spécialement approprié. Qui penserait, par exemple, que, lorsqu'il s'agit de l'examen d'un épileptique ou d'un goutteux, qu'une verrue que le malade aurait, par hasard, au nez, pourrait être digne d'attention ; et pourtant ce serait précisément cette verrue qui contribuerait peut-être de beaucoup à faire trouver le médicament le plus approprié au malade. C'est surtout dans les maladies qui n'affectent qu'un seul organe, qu'il faut faire le plus d'attention à ces symptômes constitutionnels qui paraissent être tout-à-fait en dehors de la sphère de la maladie proprement dite; et c'est encore dans ces maladies-là, qu'il importe le plus d'insister sur toutes les circonstances commémoratives, sur les affections de l'enfance, les prédispositions héréditaires, sur les traitements antérieurs auxquels le malade a été soumis, et ainsi que sur les infections auxquelles il a pu être exposé, etc.

20. Nous avons déjà fait observer, à l'occasion de ce qui est dit au § 12, que l'on trouvera souvent les symptômes les plus importants pour le choix du médicament, parmi les *conditions* sous lesquelles les symptômes apparaissent. Il en est de même de diverses nuances que ces symptômes offrent dans la manière dont ils se manifestent. Il importe donc également de ne pas se contenter de noter les phénomènes en eux-mêmes, tels que *céphalalgie*, *douleur de poitrine*, mais aussi la *physionomie* particulière qui caractérise chacun de ces symptômes. Ainsi,

s'il y a une douleur quelconque, l'on ne se contentera point d'en préciser autant que possible le siége, mais l'on examinera aussi la sensation particulière qui la distingue, si elle est térébrante, par exemple, pongitive, tractive, pulsative, etc., ainsi que l'influence qu'y exercent les diverses circonstances, les époques de la journée, les saisons, les variations de l'atmosphère, les mouvements, le repos, la passion, la chaleur, le froid, le boire ou le manger, les travaux de corps ou d'esprit, les émotions morales, etc. Il en est de même des nuances que peuvent présenter les fonctions organiques et les symptômes qui en sont les résultats. C'est ainsi que, par rapport aux sécrétions et aux excrétions, telles que les selles, les urines, les écoulements, la salive, la transpiration, etc., l'on ne se contentera point d'en examiner les variations en fait de *quantité*, mais on fera aussi attention à la consistance, à l'odeur, à la durée, à la fréquence ou à la rareté, à la couleur, et aux circonstances sous lesquelles ces phénomènes varient, augmentent, s'améliorent, apparaissent ou disparaissent. Les symptômes moraux doivent aussi être détaillés avec beaucoup de soin et en ménageant leurs nuances.

21. En ce qui concerne le toucher, l'auscultation et autres moyens que pratiquent les médecins de l'ancienne école pour connaître le véritable état des organes malades, il est absolument faux de penser que le médecin homéopathe puisse s'en passer. Au contraire, tout ce qui est propre d'une manière quelconque à faire connaître au médecin quelque chose de positif sur le siége de l'affection et les changements qui sont survenus à la suite de celle-ci, doit être examiné avec soin et rapporté avec exactitude dans le tableau des symptômes. Mais ce qui distingue l'examen clinique d'un médecin homéopathe de celui d'un médecin allopathe, c'est que le premier ne considère les

changements intérieurs que l'auscultation lui apprend que comme de simples symptômes à ajouter au reste du tableau, et qu'il n'établit point sur cette base le traitement avant d'avoir aussi recueilli tous les autres signes avec la plus minutieuse description de leurs caractères particuliers, comme il est indiqué ci-dessus; tandis que pour le médecin de l'ancienne école, ces signes intérieurs sont souvent le seul gouvernail qui le dirige dans son traitement. Ceci vient de ce que l'ancienne école a toujours encore plus ou moins l'habitude de regarder les lésions à l'intérieur des organes comme les *causes* des maladies, et les symptômes extérieurs comme la suite, tandis que l'école homéopathique regarde les uns et les autres comme les suites d'une cause primitive à tous ces désordres, et qui n'est pas saisissable par les sens, mais seulement par le raisonnement. Tout ce que l'on peut recueillir sur le malade en fait de *lésions matérielles* ou *percep-*

tibles, soit à l'*intérieur*, soit à l'*extérieur*, n'a donc jamais que la valeur d'un simple symptôme; mais comme il importe, pour bien diriger le traitement homéopathique, de bien connaître *tous les symptômes*, c'est-à-dire *l'ensemble total des changements* survenus dans les organes et les fonctions, il est clair que le médecin homéopathe ne doit point s'imaginer avoir achevé l'examen du malade avant d'avoir constaté, outre les symptômes extérieurs, tout ce que l'auscultation, le toucher, enfin les divers moyens propres à ce but, peuvent lui apprendre sur l'état intérieur des organes.

22. Il est presque superflu d'ajouter que le médecin fera toujours bien de mettre par écrit son examen du malade, vu l'impossibilité de garder tout dans sa mémoire. C'est principalement au début de sa pratique qu'aucun médecin homéopathe ne devrait s'en dispenser, surtout dans les maladies graves, et encore

moins dans les maladies chroniques. Plus on prend, au commencement, l'habitude de tout écrire et de comparer le tableau écrit des symptômes avec ceux des médicaments, plus on se met en état de traiter, plus tard, bien des cas d'affection aiguë, sans être obligé de tout écrire au long et sans faire de pénibles recherches. Mais celui qui veut commencer là où les hommes expérimentés finissent, ne sera jamais qu'un routinier, qui guérira plutôt par hasard que rationnellement et avec connaissance de cause.

III. — De la recherche du médicament.

23. D'après ce qui précède, il doit être clair que le médecin homéopathe ne saurait jamais donner aucun remède en se guidant seulement d'après le *nom* d'une affection, quelque sûr qu'il soit d'ailleurs de son diagnostic. Si ce dernier est bien

établi, il peut, il est vrai, aider quelquefois à distinguer parmi le nombre entier des médicaments une plus petite collection à consulter dans le cas donné; mais les symptômes qui devront décider en dernier lieu du choix du remède spécifique, ne sont point les symptômes *pathognomoniques* dont on se sert pour établir le diagnostic; ce sont, au contraire, les symptômes *accidentels* et *constitutionnels.* C'est dans cette dernière espèce de symptômes qu'il doit y avoir la plus parfaite similitude entre les effets du remède et les souffrances du malade.

24. Mais tout en accordant aux symptômes *accidentels* la plus haute importance pour le choix du remède, il ne faut pas non plus négliger de se convaincre par la comparaison des symptômes *pathognomoniques* avec les effets du remède, que celui-ci est réellement indiqué pour le cas dont il s'agit. C'est pourquoi il ne faut jamais donner aucun remède

dont on n'ait vérifié d'abord la parfaite similitude avec tous les symptômes sans exception que présente l'individu malade, *et, dans aucun cas, il ne faudrait se hasarder à choisir un remède pour tel ou tel symptôme pris isolément.* Ce serait là le moyen le plus efficace de faire échouer complétement la guérison; car l'analogie entre le médicament et la maladie doit être entièrement complète, si l'on veut être sûr de son succès.

25. Encore ne suffit-il pas, pour cette similitude, qui est la condition *sine quâ non*, que tous les symptômes en général y participent; il faut aussi que le genre particulier de chacun de ces symptômes se retrouve dans les effets du remède. Nous ne voulons pas seulement dire par là qu'il ne faut pas se borner à des généralités, telles que : mal à la tête, mal aux dents, mal aux yeux, etc., sans autre précision; tout médecin raisonnable concevra cela de lui-même; ce que nous voulons dire,

c'est que nul remède ne devra être considéré comme véritablement spécifique, si, renfermant tous les phénomènes qu'offre la maladie, il ne correspond pas en même temps à toutes les *conditions de temps*, *de lieu*, *de situation* sous lesquelles les phénomènes *se manifestent*, *s'aggravent ou diminuent*. C'est surtout le changement survenu dans l'*état moral* du malade que, dans quelques cas, on doit prendre tout particulièrement en considération.

26. Pour se faire une idée précise de toutes les conditions auxquelles il faut avoir égard en choisissant le remède, il n'y a pas de meilleur moyen que de lire attentivement les symptômes tels qu'ils se trouvent annotés dans la *Matière médicale* de Hahnemann, ainsi que dans notre *Nouveau manuel*, et en partie aussi dans le tableau que nous avons tracé à la fin de ce traité des effets les plus importants de dix de nos principaux médicaments.

On trouvera là, à la tête de chaque tableau, une énumération de quelques *cas de maladies* dans lesquels on peut consulter le remède en question ; puis viennent les *principaux symptômes*, qui doivent correspondre le plus exactement possible aux principales souffrances du malade, si le remède doit être regardé comme indiqué; et, après ces symptômes, on trouvera encore quelques remarques générales sur la *constitution*, les *causes morbides* et autres particularités pour lesquelles ce remède convient le mieux.

27. En s'appropriant tout le contenu de ces tableaux, l'observateur profond trouvera aisément par-ci par-là des cas qui lui paraîtront comme faits exprès pour tel ou tel remède, tant il y a d'analogie entre leurs symptômes et ceux du médicament. C'est dans de pareils cas, où il est presque impossible de se tromper, qu'on devra faire les premiers essais. Mais il est d'autres cas où, en se bornant

à consulter ce petit traité, on restera plus indécis qu'auparavant sur le meilleur remède à donner, parce que chacun ne correspond qu'à une partie des symptômes, aucun ne les comprenant tous. Dans ce cas, il faut absolument avoir recours à des ouvrages plus complets, et même remonter à la source, la *Matière médicale pure* de Hahnemann, pour s'y instruire, par la comparaison de tous les détails, sur la préférence que l'on doit accorder à l'un ou à l'autre des médicaments.

28. Cependant, malgré toute la peine que l'on se donne pour découvrir le remède entièrement convenable, il peut arriver que l'on ne trouve point encore ce qu'il faudrait, et que l'on reste toujours indécis entre deux ou trois remèdes, dont aucun ne couvre tous les symptômes du malade. En pareil cas, on agira sagement en donnant la préférence à celui d'entre ces remèdes qui aura le plus de

ressemblance dans ses effets avec l'*état général* du malade, attendu qu'un remède qui ne correspond pas à cet état fera rarement du bien, quelque parfaite d'ailleurs que soit sa similitude relativement aux signes *locaux;* tandis que le remède choisi convenablement pour l'*état général* opérera un changement favorable, et laissera le reste de la maladie dans un état tel que, procédant à un nouvel examen, on trouvera souvent indiqué celui des remèdes qui dès le commencement paraissait le plus convenable après le premier.

29. Lorsque la cause *extérieure* qui a engendré un état morbide est devenue évidente, comme dans les ulcères à la verge par une infection syphilitique, une lésion des parties extérieures par suite de contusion, des souffrances pour avoir fait abus du mercure, on peut quelquefois substituer la connaissance de cette cause à la recherche de la similitude de ses symptômes, surtout lorsqu'il y a un

remède qui est l'antidote spécifique contre les suites de cette cause, et qu'en cette qualité il n'a point de rival. Mais sitôt qu'il y a ou plusieurs remèdes convenables contre la même cause, ou quelques doutes (fût-ce le plus léger) sur la cause extérieure à laquelle on croit devoir attribuer les souffrances du malade, l'examen exact des symptômes devient indispensable.

IV. — De l'emploi des médicaments.

30. L'homéopathe n'administre jamais deux médicaments à la fois. La nécessité logique de ne jamais perdre de vue l'expérience pure qui lui sert de guide, lui interdit de la manière la plus absolue ces absurdes mélanges, dont le résultat ne peut jamais être prévu *à priori*, et qui sont un des usages les plus révoltants de la médecine vulgaire.

31. Tout ce que nous avons dit dans l'article précédent de l'indication des remèdes d'après la similitude de leurs effets avec les souffrances du malade, suppose que l'on est dans l'intention de s'en servir d'après la méthode prescrite par l'homéopathie ; car si, en suivant nos indications, on administrait les remèdes aux doses de l'ancienne école, on obtiendrait le plus souvent le résultat précisément contraire à celui qu'on se proposerait. La *camomille*, par exemple, prise en tisane, au lieu de calmer, jetterait le malade, déjà excité, dans une agitation terrible ; l'aconit, au lieu de combattre l'inflammation locale, ne ferait que l'augmenter ; le soufre, au lieu de guérir la gale, ne produirait qu'un plus grand nombre de boutons. C'est pourquoi l'homéopathie, dès le commencement, a essayé de diminuer ses doses le plus possible, et n'emploie jamais ou presque jamais aucun médicament en substance,

mais le plus souvent dans des atténuations à des plus hauts degrés.

32. Ces atténuations s'obtiennent en mêlant un grain de la substance à cent grains d'une substance neutre (sucre de lait ou esprit de vin rectifié), mélange dont on prend un grain en le mêlant de nouveau à cent autres parties de la substance neutre pour obtenir la deuxième division ; et ainsi successivement jusqu'au degré d'atténuation que l'on se propose d'obtenir. Pour beaucoup de substances, c'est la 30e qui est usitée, tandis que d'autres ne sont portées que jusqu'à la 3e, 6e, 12e. Plusieurs homéopathes se servent aussi de différents degrés de la même substance, afin d'en donner toujours un différent à chaque répétition de la dose. Nous nous abstenons entièrement de prononcer un jugement sur le degré de division qu'il faut employer ; seulement nous ferons observer que rarement le médecin homéopathe aura besoin des deux

premières divisions, et jamais il ne sera obligé, pour obtenir la guérison, de recourir aux doses de l'ancienne école, pourvu qu'il sache choisir le remède convenable.

33. En outre, quel que soit le degré que l'on préfère, il y a encore trois différentes manières d'administrer le médicament. La première est celle de l'*olfaction*, en faisant respirer au malade 2 ou 3 globules imbibés du liquide de la division que l'on veut employer, et mis, à cet effet, dans un petit flacon ; méthode qui est souvent d'un grand avantage dans des accès spasmodiques et nerveux des personnes sensibles. — La deuxième est celle de la *dissolution* de 2 ou 3 globules dans 10, 15 ou 30 cuillerées à bouche d'eau, et que le malade prend par cuillerées à des intervalles de 2 à 3, 12, 24 heures, selon les circonstances. C'est là la méthode qui, dans les maladies inflammatoires *aiguës*, convient le mieux pour la

plupart du temps; tandis que dans les *affections peu graves* et dans les maladies *chroniques*, elle paraît quelquefois beaucoup trop excitante, de manière à aggraver inutilement les souffrances du malade. C'est pourquoi, en pareil cas, il vaut en général beaucoup mieux ne donner au malade que 2, 3 globules avec 2, 3 grains de sucre de lait, *en forme de poudre*, qui sera prise *à la fois*, dose qui est toujours beaucoup moins à redouter que l'action de ces mêmes globules dissous dans de l'eau et pris en doses réitérées.

34. Après avoir administré un remède, soit en *solution*, soit en *poudre*, il faut *attendre* quels en seront les effets avant de songer à administrer un autre remède ou à augmenter la dose. Dans les maladies *aiguës*, ces effets ne se font jamais attendre longtemps: plus la maladie est violente, plus les progrès en sont rapides, et plus l'effet du médicament est prompt. C'est ainsi que, dans le choléra, on les voit

se manifester quelquefois au bout de 10, 5 minutes, et même immédiatement; tandis que dans d'autres maladies aiguës d'un progrès moins rapide, ils ne se déclarent qu'au bout de 6, 12, 24 heures, suivant le cas; et dans les maladies *chroniques*, il se passe quelquefois 6, 8, 10 jours, sans qu'il arrive quelque changement, qui cependant ne manque jamais de se déclarer plus tard, si on a la patience de l'attendre. C'est pourquoi il ne faut jamais être trop pressé ni trop tardif, relativement à l'administration des doses. En général, lorsque, après avoir administré un médicament, on ne remarque aucun changement, ni pour le mieux ni pour le pire, on laisse agir le médicament jusqu'à ce qu'il survienne quelque nouvelle indication; et si celle-ci est pour le bien, on n'administre aucun nouveau remède, laissant toujours l'ancien continuer son action. C'est de cette manière que l'on verra souvent, après une seule dose d'un seul médicament, la santé du malade se rétablir progressivement sans qu'on ait besoin de seconder autrement la nature.

35. Souvent il arrive aussi qu'au lieu d'un mieux, il survient une aggravation dans les souffrances du malade; et, dans ce cas, on devra observer avec soin si cette aggravation n'est qu'une excitation passagère, causée par l'action homéopathique du remède convenable, ou si elle est la suite fâcheuse d'un médicament mal choisi sous l'influence duquel la maladie ne ferait que des progrès plus rapides. Le premier de ces cas se caractérise ordinairement en ce que cette aggravation n'est que partielle, et qu'elle affecte le plus souvent les symptômes *locaux*, tandis que les symptômes *généraux*, et principalement le *moral*, s'améliorent, ou bien elle n'est que passagère, *mêlée de symptômes appartenant évidemment au remède et non à la maladie.* Là où cette sorte d'aggravation se manifeste, le médecin doit bien se garder de vouloir

changer son remède, ou d'en répéter la dose; et, s'il a donné son médicament en dissolution à prendre par cuillerées, il en fera cesser l'usage immédiatement, et attendra, sans rien faire, le mieux, qui, dans ces cas-là, ne tardera jamais à survenir si la dose du médicament employé n'a pas été trop forte.

36. Mais si, par suite d'une dose trop forte, surtout d'un remède mal choisi, il se déclarait une aggravation qui allât graduellement en augmentant, ou que la maladie s'aggravât même, en s'enrichissant de symptômes indiquant une période avancée, il ne faudrait pas hésiter un seul instant à choisir, suivant l'ensemble des nouveaux symptômes, un autre remède plus convenable, car il serait évident qu'on n'aurait à attendre du premier que des suites fâcheuses. C'est surtout dans ces cas-là que de jeunes homéopathes pourraient faire beaucoup de mal, en répétant le remède ou en augmentant la

dose, croyant pouvoir forcer par la *quantité* ce qui ne saura jamais s'obtenir que par la *qualité* d'un remède plus convenable : aussi les conséquences d'une telle manière d'agir sont-elles quelquefois bien déplorables.

37. Il se présente encore des cas où, après un temps de mieux plus ou moins long, le malade paraît retomber dans son ancien état; et c'est surtout dans le traitement des maladies *chroniques* que cela arrive fréquemment, au bout de 4, 5, 8, 10 jours, après un bien que le médicament avait produit immédiatement. Dans ces cas-là, il serait également faux de croire que le remède n'agit plus, et qu'il faut le remplacer par un autre, attendu que cette rechute apparente n'est souvent due qu'à une action alternative du médicament, qui doit faire place après quelques jours à un bien-être définitif. Le médecin qui, dans ces circonstances, saura attendre, aura souvent le plaisir

de faire davantage en *deux mois* avec *une seule dose* d'un seul médicament, que ne pourrait le faire en deux ans celui qui, par des changements continuels de remèdes, voudrait accélérer la guérison. Toute aggravation mêlée de symptômes du remède doit être observée, dans les maladies *chroniques*, au moins pendant huit jours, sans que l'on songe à un autre médicament.

38. Souvent ces derniers cas sont tels, que l'on peut répéter le même médicament, lorsque, jusque là, on ne l'avait administré *qu'en poudre et en une seule fois*, mais rarement lorsque le malade en avait pris une dissolution par cuillerées. Cette répétition est même absolument nécessaire, lorsque le bien qui s'était établi cesse sous l'influence de quelque cause étrangère, ou que l'état reste pendant longtemps stationnaire, ou qu'il s'empire même, *sans qu'il y ait en même temps des signes appartenant au remède*, ce

qui est toujours une preuve certaine que ce dernier n'agit plus. Cependant avant de répéter le même médicament, même dans les circonstances citées, il faut bien se convaincre que l'état n'a pas changé, et qu'un autre médicament serait mieux indiqué.

39. En général, c'est le principe de n'employer d'abord que *la moindre quantité possible du médicament* qui doit régir les actions du médecin homéopathe, attendu qu'il est toujours plus facile d'en augmenter au besoin l'action que de la diminuer, si par hasard on s'était trompé dans son choix ou qu'on l'eût donné à des doses trop réitérées. Il est vrai que les malades ont rarement la patience qu'il faut pour attendre plus ou moins longtemps sans rien prendre; mais les gens raisonnables cèdent toujours à de bonnes raisons, et quant à ceux qui tiennent à la masse des médecines, il faut se contenter de leur donner

de temps en temps une petite poudre de sucre de lait qui n'entravera pas l'action du médicament.

V. — Du régime à prescrire.

40. Pour pouvoir compter avec certitude sur le succès des remèdes homéopathiques, il faut que le régime du malade soit tel qu'il ne dérange aucunement la réaction de l'organisme sur le médicament. C'est cependant ce qui arriverait si, avec le médicament employé, on prenait encore d'autres substances qui aient une influence médicamenteuse plus ou active. Il faut absolument que le médicament employé agisse seul, afin de ne pas occuper l'activité de l'organisme de plusieurs manières qui seraient contradictoires l'une à l'autre, et empêcheraient toujours l'action *curative* du médicament, lors même que les effets primitifs de celui-ci n'en seraient pas annulés.

41. De là, il résulte d'abord que le médecin homéopathe, au lieu de prescrire à ses malades, suivant l'usage de l'ancienne école, des tisanes, des bains, des eaux minérales, des saignées, etc., doit, au contraire, leur défendre le plus rigoureusement toutes sortes de drogues et toute application médicinale. Les pommades, pâtes, sirops, essences, aucune poudre dentifrice, en un mot, rien de ce qui se vend dans les pharmacies ou chez les parfumeurs, ne peut être permis. Il en est de même de tous les soi-disant remèdes domestiques, quels qu'en soient le nom, l'usage et la prétendue innocence: car si ces choses-là sont réellement innocentes, c'est-à-dire qu'elles n'aient aucune action sur le corps, alors elles sont superflues ; si, au contraire, elles en ont, alors elles ne sont pas innocentes, et peuvent contrarier l'action du remède homéopathique.

42. Même parmi les aliments et les

boissons ordinaires, il y a beaucoup de substances qui, à cause de leur vertu pathogénétique, doivent être également défendues. De ce nombre sont : le *café*, le *thé de Chine*, la bière frelatée, le chocolat à la vanille, les épiceries fines, plusieurs herbes à potage, telles que l'oseille, etc. ; les acides, principalement le citron et le vinaigre de bois, les boissons alcooliques, les vins forts, l'usage immodéré du sel et même du sucre, toute nourriture trop grasse ou trop abondante, le poivre, et surtout le poivre rouge, les plantes et les racines aromatiques, la viande des bêtes trop jeunes ou engraissées d'une manière malsaine, etc.

43. En outre, les occupations ordinaires, les habitudes, les exercices, etc., sont également à prendre en considération dans le régime à prescrire, attendu que parmi ceux-ci il se trouve bien des choses qui influent sur la santé et qui doivent être absolument interdites. Nous

ne parlerons pas des mauvaises habitudes, telles que l'onanisme, les excès dans le coït, les débauches, le jeu passionné, le séjour dans des endroits mal aérés ou trop chauds, une vie sédentaire, des travaux de tête forcés et des veilles prolongées, les restrictions de la nourriture nécessaire ou l'intempérance. L'action nuisible de ces choses est assez évidente. Mais même d'autres choses qui pourraient paraître innocentes, telles que les exercices passifs, la promenade en voiture ou à cheval, les amusements prolongés sur la balançoire, l'habitude de se coucher pour faire la méridienne (et surtout lorsqu'on la fait au lit), des travaux corporels trop forcés; toutes ces choses sont également nuisibles, et doivent être écartées autant que possible pendant le traitement.

44. Après avoir défendu tout cela, l'homéopathie a très peu à ordonner pour son régime, plutôt négatif que po-

sitif. Tout ce qu'elle recommande, c'est de se servir de tout ce qui peut fortifier et soutenir le corps sans en altérer l'état normal; et tout ce qui possède cette vertu, elle ne se contente pas de le recommander, mais elle l'exige de son malade. Au nombre de ces choses sont : les promenades fréquentes au grand air et à pied, l'exercice régulier et modéré du corps et de l'esprit, la fréquentation d'une société gaie, la distraction, une nourriture réglée, suffisante et nutritive, des habillements aisés et appropriés à la saison, un sommeil réglé, ni trop prolongé le matin, ni trop tardif le soir, etc.

45. Quant à la nourriture à prendre, il n'y a, outre les défenses contenues dans le paragraphe 42, absolument aucune prescription positive à donner. Tout ce qui ne fait que nourrir le corps est permis, et ces choses sont très nombreuses. Toutes sortes de gibiers, le bœuf, le bouillon, le veau, les poulets, les chapons qui

ne sont pas trop gras, l'usage modéré du beurre, le lait, les œufs, le fromage mou, l'usage modéré des huîtres ou des poissons de mer, les pommes de terre, les choux-fleurs, la choucroute, les épinards, les petits pois, les carottes, le riz, le blé de Turquie (maïs), l'orge, la semoule, les haricots, les sagous français et indien, le salep, l'arrow-root, les fruits mûrs et non acides, l'eau sucrée ou encore mieux l'eau pure, le sirop de framboises, la bière non frelatée, l'eau rougie par un tiers de vin, l'eau d'orge, le chocolat sans arôme, le cacao, et toute substance aussi inerte, sont choses bien permises pour la nourriture journalière.

46. En fait d'articles de luxe et de moyens hygiéniques, il y a peu de choses à permettre. Les bains de propreté peuvent être pris, pourvu que l'eau dont on se sert ne soit ni imprégnée de substances médicinales, ni chauffée à une température autre que celle du corps, et qu'on

n'y reste que le temps nécessaire pour se laver. Les substances dentifrices doivent être remplacées par l'eau froide et du pain brûlé et pulvérisé. Les malades qui sont habitués à prendre des lavements doivent en restreindre l'usage autant que possible, et ne se servir, à cet effet, que de l'eau froide ; c'est au médecin de ramener, par des moyens homéopathiques convenables, les fonctions à l'état naturel. L'usage des pilules ou des purgatifs pour amener les évacuations ne peut jamais être toléré. Il en est de même de l'habitude des évacuations sanguines, que le médecin ne peut permettre *sous aucune condition*, mais dont il doit faire cesser la nécessité apparente par des moyens homéopathiques.

47. En général, il n'y a rien de plus simple ni de plus facile à suivre que le régime homéopathique. *Que l'on éloigne du malade tout ce qui peut altérer en quoi que ce soit l'état normal de l'organisme,*

et déranger par là la réaction de celui-ci sur le médicament employé : voilà tout le principe de ce régime. Encore, dans les maladies aiguës, s'ordonne-t-il presque toujours tout naturellement par l'instinct du malade; de sorte que, dans la plupart des cas, le médecin n'aura besoin que de recommander aux assistants de ne point contrarier la nature, en refusant au malade ce qu'il demande avec instance, ou en cherchant à lui persuader de prendre des substances que l'instinct conservateur de la vie lui fait repousser comme nuisibles. Mais dans les maladies *chroniques*, il en est bien autrement : aggravées ou occasionnées qu'elles sont souvent par des fautes de régime, il est de la plus haute importance d'éloigner avec soin tous les obstacles qui pourraient plus ou moins entraver la guérison.

48. Le régime, quant à ses dispositions générales, étant absolument le même pour les *maladies chroniques* que

pour les *maladies aiguës*, nous devons cependant ajouter que dans ces dernières il importe aussi beaucoup que le malade ne prenne aucune nourriture qui ne serait pas d'une digestion très facile. Lorsqu'il y a de la fièvre, les viandes et les aliments tant soit peu lourds ne conviennent en aucune manière, et souvent même il vaut encore mieux ne s'en tenir qu'aux boissons mucilagineuses, comme le prescrit du reste tout médecin raisonnable, à quelque école qu'il appartienne. Mais sitôt que, après la cessation de la fièvre, l'appétit revient, l'on peut et doit permettre au malade de manger, tout en réglant ses repas de manière à ce qu'il ne mange pas trop à la fois, ni ne commence que par des aliments légers, et qu'il mange plutôt un peu plus souvent, mais peu à la fois. Mais il ne faut pas non plus pousser ces précautions jusqu'à la diète que font observer les médecins physiologistes à leurs pauvres convalescents. Ce que le médecin homéopathe aurait à craindre, après un traitement bien dirigé, ce serait tout au plus qu'une indigestion vînt troubler l'état de son malade convalescent; mais pour les rechutes, que les médecins allopathes redoutent tant, il est rare que l'on en aperçoive après un un traitement sans sangsues ni évacuations sanguines, et c'est pourquoi le médecin homéopathe peut laisser à ses convalescents de maladies aiguës beaucoup plus de facilité et de liberté en fait de la *quantité* de nourriture, que ne le peuvent faire les médecins des autres écoles.

49. Il arrive aussi souvent dans les maladies aiguës que les malades, n'ayant eux-mêmes aucun désir d'aliments solides, ne savent plus que boire, et qu'alors le médecin homéopathe, ne pouvant leur permettre ni les boissons acidulées, ni les eaux gazeuses, est souvent assez embarrassé de ce qu'il leur doit conseiller. Cet embarras est pourtant plutôt apparent que réel, attendu qu'il existe encore bien des

substances qui peuvent servir dans ces occasions sans nuire au régime; tels sont : l'eau pannée ou sucrée, la décoction de quelques graminées, l'eau d'orge, l'eau de gomme, le sirop de framboises non groseillé ni aromatisé ni vinaigré, le sirop de cerises douces obtenu sans addition de l'eau des noyaux, et autres choses semblables. Mais ce dont presque tous les malades se dégoûtent le moins souvent, c'est l'eau pure, lorsqu'elle est bonne, et il est toujours préférable de commencer par ordonner celle-ci pour boisson ordinaire. Dans les maladies chroniques l'on peut presque toujours permettre l'addition d'un peu de vin à l'eau. Si toutefois le malade ne pouvait s'accoutumer d'aucune manière à l'eau pure, la bière blanche ou petite bière est également une boisson que l'on peut bien permettre dans les maladies chroniques, pourvu qu'elle ne soit frelatée par aucune substance nuisible. Outre cela il y a encore les décoctions de gruau, d'avoine, d'orge, de riz, de froment, de salep, d'amidon, de pommes, de poires, de figues, de raisins, qui toutes sont bien permises tant dans les maladies chroniques que dans les maladies aiguës, et dont plusieurs ont même l'avantage de pouvoir servir en même temps de nourriture aux malades qui ne sauraient point en prendre de plus substantielle.

50. C'est surtout dans les maladies aiguës et fébriles que le régime doit être observé avec la plus grande sévérité. Mais dans les maladies *chroniques*, il est des cas où le médecin homéopathe pourra permettre au malade un régime moins restreint, surtout lorsque le long usage d'une substance en aura fait un besoin presque impérieux. C'est ainsi que l'on ne saurait guère priver entièrement de l'usage du tabac à fumer ou à priser, les personnes qui y sont habituées depuis des années. Il en est de même de l'usage modéré du vin pur chez quelques per-

sonnes âgées, ainsi que celui du thé de Chine chez les Anglais, les Hollandais et les Russes. Dans tous ces cas, le médecin homéopathe devra donc souvent se contenter de faire restreindre l'usage de ces choses qu'une longue habitude a rendues moins nuisibles. Mais cette tolérance n'est plus applicable lorsqu'il s'agit soit d'une maladie qui empirerait évidemment sous l'influence de l'une ou l'autre de ces habitudes, soit de substances qui ont occasionné la maladie présente. Ceci a lieu pour le tabac à priser, par exemple, dans les maladies du nez ou de l'arrière-gorge; pour l'usage du vin pur dans les affections hémorrhoïdales, etc.; et c'est encore ainsi que dans les maladies des ivrognes et des mangeurs d'opium, la continuation de ces substances ne peut être tolérée en aucune manière. Souvent, il est vrai, il est absolument impossible d'en priver le malade tout d'un coup, entièrement, sans risquer des aggravations terribles; mais alors il faut être doublement sévère à faire parvenir le malade, dans le délai le plus court possible, à s'en passer, en diminuant chaque jour la portion qu'il avait l'habitude d'en prendre.

51. Les choses qui, dans tous les cas, sont le moins à tolérer, et sur lesquelles il faut absolument insister que le malade parvienne à s'en passer, sont : l'usage du café, soit à l'eau, soit au lait, les boissons alcooliques, le thé de Chine, les pommades, essences, parfums, etc.; les tisanes et soi-disant médicaments domestiques, les fortes épices, telles que poivre rouge, gingembre, etc. Les acides, et surtout les acides citriques et le vinaigre, contrarient aussi l'action de beaucoup de médicaments. Mais alors même qu'il serait prouvé que telle ou telle substance plus ou moins médicamenteuse, telle que le café, le thé, etc., ne troublerait point l'action primitive ou pathogénétique d'un médicament, c'est-à-dire que les effets positifs que ce médicament produirait ne

seraient point détruits par l'une ou l'autre des substances mentionnées ci-dessus, il ne s'ensuivrait point encore que la réaction curative que l'organisme doit produire à la suite de l'action médicamenteuse ne saurait pas être non plus entravée par l'usage de ces substances. Si cela était, la nocuité en serait évidente; car ce qu'il importe le plus de ne point troubler, c'est précisément la réaction curative de l'organisme et non l'action primitive des médicaments. C'est pourquoi il vaut mieux, dans tous les cas où cela se peut, faire suivre le régime aussi rigoureusement que possible, et prévenir les malades qui ne peuvent et ne veulent pas s'y conformer qu'alors ils n'aient qu'à s'en prendre à eux-mêmes si le succès du traitement reste incertain, et si les résultats en sont nuls.

VI. — Quelques effets de dix des principaux médicaments homéopathiques.

1. ACONITUM.

L'*aconit* est le remède antiphlogistique le plus puissant de l'homéopathie ; celui qui, dans les *inflammations aiguës* et dans les *congestions sanguines*, est toujours infiniment plus efficace que toute évacuation sanguine, et au moyen duquel l'homéopathe peut constamment éloigner le danger le plus grave dans un court espace de temps. Dans presque toutes les inflammations, on peut employer le premier ce remède, qui calmera la surexcitation des systèmes nerveux et sanguin, qui fera tomber la fièvre et rendra le pouls moins agité. Mais c'est surtout dans les *points de côté*, dans l'*inflammation du cerveau*, celles *des yeux*, *du foie*, *du péritoine* et *de la matrice*, ainsi que dans la *fièvre puerpérale*, que ce remède est souvent d'une haute importance. On peut le consulter encore dans des affections *rhumatismales*, des *accès de goutte*, ainsi que contre les *congestions de sang à la tête*, *l'apoplexie*, *l'inflammation des yeux par introduction d'un corps étranger*, *les maux de dents par congestion à la tête*, *les maux de gorge par suite d'un refroidissement*, *la jaunisse*, *les affections catarrhales de la gorge et de la poitrine*, *le croup et la coqueluche dans leur première période*, *les battements de cœur par suite de lésion chronique de cet organe*, *les morbilles*, *la miliaire pourprée*, etc., etc.

Dans tous ces cas, et dans beaucoup d'autres, on sera d'autant plus certain du succès de ce remède, qu'il y aura, parmi les SYMPTOMES de la maladie, l'un ou l'autre des signes suivants : Gonflement chaud et rougeur foncée des parties malades, avec grande sensibilité de ces parties à tout contact et au moindre mouvement. — Douleurs qui, surtout la nuit, paraissent insupportables, et qui, comme beaucoup d'autres souffrances, disparaissent étant assis. — Souffrances qui s'aggravent ou se renouvellent par le vin ou d'autres causes échauffantes. — Douleurs lancinantes et pulsatives dans les organes affectés. — Accès d'évanouissement ou de convulsions. — Peau sèche et brûlante. — Couleur jaunâtre de la peau. — Forte fièvre avec chaleur sèche, ardente et continue, précédée quelquefois par des frissons, ou mêlée d'horripilations passagères. — Soif ardente et inextinguible. — Pouls dur, tendu et accéléré. — Délires nocturnes. — Moral agité, avec angoisse excessive, découragement inconsolable, peur, lamentations, gémissements, plaintes et reproches. — Insomnie avec jactation continuelle. — Désespoir et inquiétude pour sa santé, avec crainte d'une mort prochaine. — Douleur pulsative, ou sensation de plénitude au cerveau. —

Yeux enflammés, rouges, proéminents, étincelants et convulsés. — Photophobie. — Larmoiement. — Pupilles dilatées. — Regard fixe, anxieux. — Bourdonnement des oreilles. — Face bouffie et chaude. — Rougeur de l'une des joues, ou rougeur de la face, alternant souvent (surtout en se redressant) avec une pâleur mortelle. — Souffrances bilieuses, avec dégoût des aliments; goûts, renvois et vomissements amers. — Sensibilité douloureuse de la région du foie. — Vomissement de sang. Lèvres noires et gercées. — Bouche et langue sèches. — Langue rouge ou blanchâtre. — Sensibilité douloureuse du ventre au toucher. — Absence de selles, ou évacuation involontaire des selles et des urines. — Urines chaudes, rouges et rares. — Affection des organes de la respiration, avec toux sèche, courte. — Respiration courte, anxieuse et pénible. — Crachats sanguinolents. — Points de côté. — Toux nocturne, avec péril de suffocation et constriction du larynx. — Palpitations de cœur. — Gonflement et roideur douloureuse du cou.

C'est surtout aux personnes *pléthoriques*, d'un tempérament *sanguin et bilieux*, que ce remède convient le plus souvent, ainsi qu'*aux jeunes gens* (et principalement aux jeunes filles) d'un *caractère vif* et menant une vie sédentaire; cependant pour les *enfants* il convient aussi, et c'est surtout dans les *fièvres de dentition* qu'il calme instantanément les douleurs et l'agitation. Bien souvent, des souffrances par suite d'un *refroidissement*, d'une *frayeur*, ou d'une *contrariété*, trouvent leur remède dans l'*aconit*. En général, ce remède a beaucoup de symptômes caractéristiques qui lui sont communs avec *camomilla*, *arsenicum*, *belladona*, *nux vomica* et *pulsatilla*, ainsi qu'avec d'autres qui ne se trouvent point mentionnés dans ce petit traité, tels que *ignatia*, *sepia*, *coffea*, etc. Les meilleurs antidotes en sont : *belladona*, *bryonia*, *camomilla*, *coffea* et *nux vomica*.

2. ARNICA.

De même que l'*aconitum* est le remède antiphlogistique, l'*arnica* est le premier remède *chirurgical* de l'homéopathie. Quelle que soit la *lésion mécanique* qui se présente, l'*arnica* (appliquée, au besoin, à l'extérieur et à l'intérieur) fera toujours disparaître l'inflammation et l'engorgement, et préviendra les suites fâcheuses d'une *contusion* ou d'une *commotion des parties molles*, ainsi que celles de toute autre lésion plus grave, mais accompagnée de contusion ou de commotion, lésions contre lesquelles ce remède est spécifique. En outre, il y a encore beaucoup de cas de maladies internes dans lesquels ce remède peut être consulté; tels sont : Affections rhumatismales aiguës.—Fièvres intermittentes avec beaucoup de soif. — Aliénation mentale avec grande légèreté, méchanceté et obstination. — Mal à la tête par suite de congestions sanguines. — Suites alarmantes ou signes précurseurs d'un coup de sang.— Commotion du cerveau ou de la moelle épinière par suite d'une chute, d'un coup, etc.—Mal de dents avec fluxion de la joue. — Saignement du nez et de la bouche.—Vomissement de sang.—Diarrhées. — Engorgement des testicules.— Hydrocèle. — Tranchées des femmes en couches, trop violentes et trop prolongées. — Inflammation des parties par suite d'un accouchement laborieux. — Quelques cas de coqueluche.—Toux des enfants à force de crier et de pleurer. — Toux avec crachement de sang. — Points de côté rhumatismaux. — Maladies de cœur, par suite de lésion de cet organe. —Excoriation des mamelles.—Écorchure des malades alités. — Gonflement inflammatoire et érysipèle des pieds, par suite des marches forcées ou par le frottement des souliers. — Goutte aux pieds.

Les SYMPTOMES qui, dans les cas cités

et dans beaucoup d'autres, contribuent à indiquer l'*arnica*, sont, entre autres : Douleurs de meurtrissure, ou picotement formicant dans les parties malades.—Agitation dans les parties affectées, qui force à les remuer constamment. — Aggravation des souffrances au moindre mouvement, au moindre effort, et même au moindre bruit. — Impressionnabilité excessive de tous les organes. — Accès de défaillance.—Convulsions avec serrement des mâchoires. — Gonflement chaud, rouge et luisant des parties affectées. — Sugillations. — Chaleur fébrile nocturne avec beaucoup de soif.—Exacerbation fébrile le soir. — Hémorrhagies avec sortie d'un sang rouge clair mêlé de caillots, et provoquées ou renouvelées par le moindre mouvement.—Congestion de sang vers la tête ou à la poitrine, avec chaleur brûlante dans ces parties et froid au reste du corps.—Somnolence comateuse avec délires ou sommeil agité, non réparateur, avec rêves anxieux ou terribles.—Aggravation des souffrances la nuit.—Chute générale des forces. — Anxiété hypochondriaque et surexcitation morale. — Découragement, méchanceté et obstination. —Perte de connaissance avec cris.—Mal de tête avec vertiges, chaleur à la tête et douleur crampoïde, comme si le cerveau était comprimé. — Yeux rouges, enflammés, proéminents et à demi fermés. — Regard fixe et anxieux. — Face rouge foncé, ou pâle, creuse et terreuse. — Face bouffie. — Coins de la bouche ulcérés. — Lèvres sèches, brûlantes et gercées.—Langue sèche et blanche.—Manque d'appétit et dégoût des aliments, principalement de la viande. — Mauvaise odeur de la bouche. — Goût, rapports et vomissements putrides ou amers.—Désir du vinaigre. — Soif avec dégoût pour les boissons.—Selles diarrhéiques jaunâtres, souvent avec évacuation de matières non digérées.—Petites évacuations fréquentes de mucosités. — Ténesme avec les selles. — Évacuation involontaire de selles et d'urines, surtout pendant le sommeil. — Urines d'un rouge jaunâtre, avec sédiment couleur de brique. — Accès de toux après avoir crié et pleuré. — Points dans les parties superficielles de la poitrine, aggravés par le mouvement. — Congestion de sang vers la poitrine, avec palpitations de cœur, augmentées par le moindre effort. — Toux avec expectoration de sang pur.

Ce remède convient, aussi bien que l'*aconit*, aux personnes *pléthoriques*, à *constitution sanguine et bilieuse*, *à face rouge*; mais il n'est pas rare qu'il soit aussi con-convenable pour des personnes *lymphatiques* ou *épuisées*, à face pâle, jaunâtre ou terreuse, avec yeux creux et cernés. Les personnes qui ont fait abus du *quinquina* éprouvent souvent des souffrances qui peuvent nécessiter l'emploi de l'*arnica*. C'est avec *belladona*, *china*, *ipecacuanha*, *hepar sulfuris* et *phosphorus* que ce remède a le plus d'affinité, ainsi qu'avec *ferrum*, *arsenicum* et *carbo vegetabilis.* Avec l'*aconit*, il a de commun les congestions sanguines par pléthore; mais si ce premier remède convient principalement contre les *inflammations* provenant de cette cause, c'est dans les *hémorrhagies* qu'il faut préférer l'*arnica.* Les meilleurs antidotes sont : *belladona* et *ipecacuanha.*

3. ARSENICUM.

Ce poison violent, qui, dans les mains du médecin homéopathe, devient le remède le plus salutaire pour les affections les plus graves, excelle principalement dans *les affections des organes abdominaux et de l'appareil digestif*, surtout lorsque ces affections se caractérisent par *une grande faiblesse et une prostration dangereuse des forces vitales.* C'est l'inflammation avec disposition à la gangrène et à la putridité qui caractérise principalement ce remède. Mais, outre cela, on le trouvera utile encore dans beaucoup d'autres cas de maladies, et surtout lorsque ceux-ci ont un *type intermittent.* En général, les cas les plus importants dans lesquels on pourra consulter ce remède sont : Fièvres intermittentes, avec le type tierce ou quarte. — Fièvres typhoïdes, avec pétéchies et aphthes dans la bouche. — Dartres et teigne sèches et farineuses. —Fièvres lentes. — Atrophie des enfants scrofuleux.—Ulcères gangréneux, putrides et carcinomateux.—Aliénation mentale des ivrognes.—Mélancolie, avec penchant au suicide.—Maux de tête et maux de dents nerveux ou rhumatismaux.—Inflammation des yeux, avec ulcères et taches de la cornée.—Affections gastriques, avec vomissement et diarrhée violente.—Choléra asiatique.—Faiblesse de la digestion, avec vomissement des aliments. — Pituites. — Gastrite aiguë. — Crampes d'estomac. — Inflammation des intestins. —Coliques avec diarrhée.—Dyssenteries. — Souffrances par les hémorrhoïdes. —

Catarrhe des voies aériennes.—Laryngite chronique. — Toux suffocante. — Souffrances asthmatiques. — Crachement de sang. — Pissement de sang. — Coryza.— Grippe.—Affections hydropiques.—Chlorose (pâles couleurs).—Jaunisse et affections chroniques du foie.

Dans toutes ces affections, et dans un grand nombre de cas encore, ce remède sera d'autant plus indiqué que les principaux symptômes de la maladie se retrouvent dans le nombre des SYMPTOMES suivants : Douleurs brûlantes, principalement dans l'intérieur des parties affectées.— Accès périodiques et intermittents des souffrances, qui souvent sont accompagnées d'angoisse, avec grande faiblesse et besoin de se coucher. — Douleurs insupportables, qui souvent portent à un désespoir furieux. — Douleurs nocturnes qui se font sentir même pendant le sommeil. — Aggravation des souffrances dans le repos, surtout après des exercices forcés, ainsi que le soir au lit, après minuit et après le repas. — Accès d'évanouissement. — Tremblement des membres. — Chute rapide des forces avec prostration, allant jusqu'à la paralysie. — Chaleur brûlante nocturne. — Frissons fébriles, qui débutent par l'apparition d'autres souffrances, avec absence de soif. — Froid glacial de tout le corps ou de la partie malade, avec peau sèche et bleuâtre. — Sueur froide et visqueuse. — Sueur fébrile vers la fin de l'accès ou en s'endormant. — Insomnie, avec agitation et jactation continuelles. — Mouvement convulsif des membres en dormant. — Grande angoisse et inquiétude qui ne laisse aucun repos ni le jour ni la nuit. — Peur de spectres, de la solitude et des voleurs. — Peur de la mort. — Sensibilité douloureuse du cuir chevelu. — Yeux ternes, jaunâtres et cernés. — Douleurs brûlantes aux yeux, avec larmes chaudes et corrosives, photophobie excessive, rougeur et gonflement du blanc de l'œil, et ulcération. — Regard fixe, anxieux.—Face bouffie, terreuse ou décomposée, creuse et hippocratique. — Couleur bleuâtre ou jaunâtre du visage. — Lèvres et langue sèches, gercées et noirâtres. — Grincement de dents. — Maux de dents qui portent à un désespoir furieux, soulagés par la chaleur extérieure. — Amertume de la bouche. — Grand désir du vinaigre, de l'eau-de-vie ou du café. — Soif ardente, avec besoin continuel de boire. — Dégoût des aliments.—Nausées excessives qui forcent à se coucher. –Vomissement des aliments, ou de matières verdâtres, brunâtres, noirâtres ou muqueuses. — Vomissements qui se renouvellent dès que l'on a bu. — Douleurs pénibles et anxieuses au creux de l'estomac.—Coliques et tranchées excessivement douloureuses.— Selles diarrhéiques, avec maux de ventre et ténesme. — Évacuation de matières jaunâtres, verdâtres, noirâtres, non digérées ou muqueuses.— Selles brûlantes et corrosives. — Évacuation involontaire des matières fécales et des urines. — Toux sèche, nocturne et revenant périodiquement. — Grande sécheresse du larynx. — Accès de suffocation le soir ou la nuit au lit.

C'est principalement aux personnes d'une constitution lymphatique, à des sujets scrofuleux ou épuisés que ce remède convient le plus. *Beaucoup de souffrances par l'abus de l'eau-de-vie*, ainsi que celles *par suite d'un refroidissement de l'estomac par des glaces*, etc., *quelques souffrances par l'usage immodéré du vinaigre ou d'autres acides*, des affections par l'abus du *quinquina*, et quelques espèces de *mal de mer*, trouvent un excellent remède dans l'*arsenic*. Il a beaucoup de symptômes caractéristiques communs avec *china*, *camomilla*, *charbon végétal*, *pulsatilla*, *sulfur*, *arnica*, *ipecac.*, *hepar sulfuris*, *nux vomica*, *rhus toxic.* Ces remèdes peuvent tous être considérés comme des antidotes à consulter.

4. BELLADONA.

Ce que l'*aconit* est au système sanguin, la *belladone* l'est au système *lymphatique*, et, dans les inflammations de ce genre, ce remède est un des plus importants. Il agit aussi d'une manière bien prononcée sur le système *sanguin*, et les *inflammations flegmoneuses* (inflammation avec gonflement) rentrent également dans son action. En outre, il y a encore un grand nombre de cas dans lesquels on peut les consulter, et dont nous ne citerons que les plus importants, savoir : Affections scrofuleuses, avec engorgement, inflammation et suppuration des glandes. — Accès de spasmes et de convulsions, principalement des femmes hystériques, enceintes ou en couches. — Convulsions épileptiques. — Danse de Saint-Gui. — Fièvres inflammatoires, avec affection des systèmes lymphatiques et nerveux. — Fièvres intermittentes. —

Indurations squirrheuses. — Inflammations érysipélateuses. — Piqûres d'insectes. — Fièvre scarlatine. — Aliénations mentales, avec démence et furie. — Hydrophobie (rage). — Mélancolie. — Congestion cérébrale. — Apoplexie. — Inflammation du cerveau. — Hydrocéphale aiguë. — Inflammation des yeux. — Amblyopie amaurotique (par suite de travaux fins). — Mal de gorge, avec gonflement des amygdales. — Affections de la matrice. — Perte de sang de la matrice. — Crampes de la matrice. — Péritonite puerpérale. — Chute et induration du col de la matrice. — Gonflement et induration des glandes mammaires. — Erysipèle au sein. — Manque de lait chez les femmes en couche. — Fièvre de lait. — Cris, convulsions et inflammations des yeux chez les nouveaux-nés. — Catarrhe ou inflammation des voies aériennes. — Toux spasmodique ou nerveuse. — Croup. — Coqueluche.

Les symptômes qui, dans ces cas, contribuent à indiquer la *belladone*, sont entre autres : — Douleurs lancinantes, brûlantes, ou douleurs de meurtrissure avec gonflement de la partie malade. — Accès de convulsions, avec cris, et sensation dans les muscles, comme s'il y courait une souris ; ces accès sont renouvelés par le contact et par la moindre contrariété. — Accès de défaillance. — Surimpressionnabilité de tous les organes. — Congestion sanguine vers la partie affectée, avec sensation de plénitude et d'expansion douloureuse. — Renouvellement et aggravation des souffrances par le mouvement et le moindre contact. — Gonflements inflammatoires d'un rouge luisant. — Sommeil profond, léthargique, ou insomnie avec efforts inutiles pour s'endormir. — Chaleur brûlante, alternant avec frissons, ou mêlée de frissons intérieurs. — Frissons partiels, avec chaleur à la tête. — Exacerbation des symptômes fébriles le soir. — Grande angoisse et inquiétude. — Surexcitation morale, avec entêtement, cris et pleurs. — Délire furibond. — Démence. — Perte de connaissance, de manière à ne reconnaître les siens que par l'ouïe.—Douleurs violentes au front comme si le crâne devait éclater, ou élancements brûlants au-dessus des yeux. — Mal de tête, avec pulsation des carotides, vertiges et bourdonnement des oreilles. — Yeux rouges, étincelants et proéminents, ou ternes, troubles et convulsés. — Pupilles dilatées. — Regard fixe et anxieux ou furieux. —Inflammation des yeux, avec douleurs pressives dans les orbites, chaleur et rougeur, photophobie, écoulement de larmes âcres et brûlantes, — Cécité le soir. — Face bouffie, chaude et d'un rouge bleuâtre, ou alternativement pâle et rouge, ou pâle et creuse. — Bourdonnement des oreilles. — Saignement du nez et de la bouche. — Mouvements convulsifs des muscles de la face. — Coins de la bouche ulcérés. — Spasmes dans la gorge et sensation d'un rétrécissement, avec impossibilité d'avaler même le moindre liquide, qui souvent sort par les narines. — Douleurs lancinantes dans la gorge jusqu'aux oreilles. — Soif ardente, souvent avec horreur de tout liquide. — Bouche, langue et gorge rouges et sèches, ou couvertes de mucosités blanches et tenaces. — Vomissement muqueux. — Absence de selles, ou diarrhée muqueuse. — Sortie involontaire et inaperçue des selles et des urines. —Congestion de sang à la matrice, avec pression vers les parties, comme si tout allait sortir par en bas, ou avec douleurs lancinantes, brûlantes, aggravées par tout mouvement et le moindre contact. — Sensibilité du bas-ventre au toucher, avec sensation comme si en dedans tout n'était qu'une plaie. — Perte de la voix. — Sensibilité douloureuse et constriction spasmodique du larynx, avec péril de suffocation au moindre contact du gosier. — Toux sèche, courte et spasmodique, précédée de pleurs et accompagnée d'élancements dans la poitrine ou le ventre. — Respiration courte, anxieuse et rapide. — Roideur douloureuse de la nuque et du cou. — Horreur du grand air. — Lourdeur paralytique, torpeur et engourdissement des membres.

C'est principalement aux jeunes gens d'une constitution *sanguine* et *lymphatique*, aux cheveux blonds, que ce remède convient; beaucoup de souffrances des *femmes* sont également de son ressort. Les affections par suite d'un *refroidissement* ou d'une *mortification*, ainsi que les suites fâcheuses de l'abus du *mercure* ou de la *valériane* et de l'*opium*, sont souvent telles que la *belladone* s'y trouve bien indiquée. Ce remède a, dans ses symptômes caractéristiques, beaucoup d'affinité avec le *mercure*. Les antidotes les plus efficaces en sont : *aconitum*, *hepar sulfuris*, *mercurius* et *camomilla*.

5. BRYONIA.

La *bryone* est un excellent remède contre les inflammations, avec grande irritation des systèmes *sanguin et nerveux.* On peut la consulter dans bien des cas de MALADIES, tels que : Inflammations rhumatismales et arthritiques, même avec nodosités goutteuses. — Fièvres inflammatoires, avec symptômes gastriques, nerveux ou bilieux. — Fièvres typhoïdes. — Fièvres intermittentes. — Inflammations érysipélateuses aux articulations. — Eruptions miliaires des enfants et des femmes en couches. — Pétéchies. — Somnambulisme nocturne. — Migraine avec vomissement. — Inflammation du cerveau. — Hémorrhagie nasale. — Hoquet spasmodique. — Faiblesse de digestion, avec vomissement des aliments. — Crampes de l'estomac. — Gastrite. — Inflammation du foie. — Diarrhée par refroidissement. — Constipation opiniâtre. — Suppression ou irrégularité du flux menstruel. — Péritonite puerpérale avec mamelles grosses et tendues par le lait. — Fièvre de lait, avec douleurs rhumatismales aux seins. — Constipation des nouveaux-nés. — Grippe. — Toux convulsive. — Points de côté. — Inflammation des poumons. — Gonflement inflammatoire du coude-pied.

Dans ces cas, et dans les autres que nous n'avons pas cités, on trouvera toujours que la *bryone* est indiquée, lorsque parmi les symptômes de la maladie il y aura quelques uns ou plusieurs des suivants, savoir : Douleurs lancinantes ou tiraillantes dans les parties malades, avec gonflement tendu, chaud et rouge ou pâle. — Douleurs de meurtrissure ou d'ulcération sous-cutanée. — Aggravation des douleurs par le mouvement et le contact. — Fatigue nerveuse, avec besoin de se coucher. — Couleur jaune de la peau. — Insomnie ou somnolence comateuse, avec délires anxieux. — Froid et frissons, souvent avec chaleur à la tête et rougeur du visage. — Sueurs continuelles, jour et nuit, ou chaleur sèche avec soif ardente. — Angoisse et agitation, avec inquiétudes sur la maladie, désespoir de la guérison et crainte de mourir. — Disposition à se fâcher et à s'emporter facilement. — Surimpressionnabilité de tout le système nerveux, de manière à ne pouvoir supporter aucune lumière un peu vive, ni aucun bruit. — Congestion de sang et chaleur à la tête, avec douleur au front comme si le crâne devait éclater. — Mal de tête, avec vomissement, besoin de se coucher, et aggravation des douleurs par le mouvement, même par celui des yeux. — Mal aux yeux, avec douleurs lancinantes, pressives, et inflammation des paupières. — Face chaude, rouge et bouffie, ou jaunâtre et terreuse, ou pâle avec rougeur des pommettes. — Lèvres sèches, gonflées et gercées. — Sécheresse de la bouche et de la langue. — Mauvaise odeur de la bouche. — Goût fade ou putride. — Goût amer des aliments. —Désir du vin, des acides ou du café. — Accumulation de mucosités tenaces dans l'arrière-gorge. — Vomissement des aliments ou de matières amères. — Pression douloureuse dans l'estomac et dans la région précordiale. — Sensibilité douloureuse de la région du foie. — Constipation ou diarrhée, avec coliques. — Selles jaunâtres. — Selles diarrhéiques nocturnes. — Selles putrides. — Urines rares, brunes, chaudes. — Coryza sec, avec obturation du nez. — Toux sèche, convulsive, avec vomissement des aliments, ou avec crachats sanguinolents. — Elancements dans la poitrine et dans les côtés, aggravés par la toux, la respiration et le mouvement. — Respiration profonde, suspirieuse. — Aggravation des symptômes par le mouvement et le contact, ainsi qu'après le repas et le soir vers les neuf heures.

Ce remède convient, en général, aux personnes d'une *constitution sèche*, *maigre*, *bilieuse*, *et nerveuse*, *au teint brun*, avec un *caractère irritable*, *porté à la colère ;* et chez ces personnes, il sera souvent indiqué contre les suites fâcheuses d'une *colère* ou d'un *refroidissement* par un *air vif* et un *vent froid et sec* (vent d'est), ainsi que contre les souffrances à la suite d'un *effort corporel*, *d'une vie sédentaire*, ou d'un *excès d'étude.* La *bryone* a beaucoup d'analogie avec l'*aconit*, la *noix vomique* et la *camomille*, médicaments qui, tous les trois, peuvent être consultés comme antidotes.

6. CAMOMILLA.

La *camomille* est un remède des plus salutaires dans beaucoup de cas de maladie, avec *surexcitation du système nerveux*, et, dans bien des cas, ce médicament devient, par ses propriétés homéopathiques, un calmant beaucoup plus efficace que l'opium de l'ancienne école. Au nombre des AFFECTIONS dans lesquelles on peut le consulter, nous citerons comme les plus importantes : — Affections rhumatismales et névralgiques très douloureuses. — Accès de convulsions et de spasmes des femmes enceintes, en couches ou hystériques, ainsi que des enfants, et surtout des nouveaux-nés. — Eruptions miliaires des enfants. — Excoriation et ulcération de la peau. — Jaunisse. — Fièvres inflammatoires ou nerveuses, avec délire. — Fièvres avec symptômes gastriques et bilieux. — Migraine et maux de tête hystériques. — Mal de tête par suite d'une transpiration supprimée. — Inflammation des yeux ou des paupières, soit chez les nouveaux-nés, soit par suite d'un refroidissement, ou de quelque autre cause. — Saignement des yeux. — Spasme des paupières. — Mal d'oreilles. — Engorgement et inflammation des carotides. — Erysipèle à la face. — Mal de dents avec fluxion, soit par suite d'un refroidissement, soit par abus du café. — Affections bilieuses et gastriques, principalement quand elles sont les effets d'une colère. — Crampes d'estomac, surtout par l'abus du café. — Affection inflammatoire du foie. — Diarrhée muqueuse ou bilieuse. — Diarrhée des enfants pendant la dentition. — Coliques spasmodiques. — Spasmes hystériques au ventre. — Coliques menstruelles. — Perte de sang de la matrice (métrorrhagie). — Tranchées trop violentes des femmes en couches — Symptômes alarmants d'un avortement prochain. — Péritonite puerpérale. — Suppression du lait. — Fièvre de lait. — Excoriation des mamelles. — Erysipèle au sein. — Induration des glandes mammaires. — Convulsion, cris, coliques, diarrhée et écorchure des nouveaux-nés. — Toux catarrhale avec enrouement. — Accès d'asthme flatulent chez les enfants.

Dans tous ces cas, on sera d'autant

plus sûr de son succès que les SYMPTOMES les plus importants de la maladie se retrouveront exactement parmi les suivants, savoir : Douleurs tractives, nocturnes, avec torpeur et faiblesse paralytique des parties malades, et besoin de remuer constamment ces parties. — Accès de douleurs, avec chute rapide des forces jusqu'à la défaillance, ou avec agitation fébrile et surexcitation nerveuse. Douleurs pulsatives comme dans un abcès. — Surexcitation et trop grande impressionnabilité de tout le système nerveux, avec sensibilité excessive pour toute douleur, laquelle paraît souvent insupportable et pousse au désespoir. — Grande sensibilité pour le grand air et principalement pour le vent. — Accès de convulsions, avec rougeur et bouffissure de la face. — Mouvements convulsifs des yeux, des paupières, des muscles de la face, de la langue et des doigts. — Peau maladive, avec tendance de toute lésion à s'ulcérer. — Hémorrhagie d'un sang rouge foncé, mêlé de caillots. — Insomnie, avec angoisse, agitation et jactation, cris, pleurs et illusion des sens. — Alternation de froid et de chaleur partielle dans différentes parties du corps, ou chaleur brûlante nocturne, principalement à la tête, avec rougeur (surtout de l'une) des joues, soif et grande agitation. — Transpiration chaude au front et au cuir chevelu. — Accès d'angoisses au cœur, comme si cet organe devait éclater, avec découragement, inquiétude, jactation, pleurs et gémissements. — Humeur querelleuse et colère. — Inadvertance et apathie. — Délires frénétiques et furibonds, principalement la nuit. — Vertiges avec évanouissement. — Maux de tête, que le café ou soulage ou renouvelle, avec douleurs semi-latérales, tractives et lancinantes, principalement le matin, en se levant. — Yeux convulsés, pupilles contractées. — Chaleur brûlante et rougeur de la face, quelquefois seulement d'un côté; ou pâleur de la face, avec distorsion des traits par suite des souffrances. — Lèvres gercées et excoriées. —Mal aux dents, avec douleurs nocturnes insupportables, provoquées ou renouvelées en buvant ou en mangeant, ainsi que par le café, et accompagnées de gonflement chaud et rouge de la joue du côté malade. — Goût putride, ou muqueux, ou amer, de la bouche. — Goût amer des aliments. — Dégoût complet ou désir excessif du café, quelquefois avec envie de vomir après en avoir pris. — Dégoût des aliments. — Vomissement des aliments ou de matières muqueuses, acides, amères, bilieuses. — Douleur pressive et excessive au creux de l'estomac, soulagée ou aggravée par le café, et se manifestant principalement la nuit. —Coliques, avec douleurs crampoïdes et beaucoup de flatuosités, principalement la nuit ou le matin. — Selles diarrhéiques, avec coliques et évacuation de matières muqueuses ou bilieuses, de couleur jaunâtre ou verdâtre. — Perte de sang par la matrice, avec douleurs dans le ventre, comme celles pour l'accouchement. — Enrouement, avec toux sèche, principalement la nuit, et même pendant le sommeil. — Oppression de la poitrine et gêne de la respiration, avec gonflement et plénitude dans le creux de l'estomac et aux hypochondres, anxiété et péril de suffocation.

C'est principalement *aux femmes* et *aux enfants*, et encore plus particulièrement *aux femmes en couches* et *aux enfants nouveau-nés que ce remède* convient le plus souvent, quoique les hommes, et surtout les jeunes gens d'une *constitution nerveuse*, *irritable et bilieuse*, s'en servent aussi avec le plus grand succès toutes les fois qu'il est indiqué par ces symptômes. On le trouvera plus rarement indiqué chez les personnes blondes, d'un caractère flegmatique et doux, que chez les personnes *brunes*, d'un caractère *vif* et *portées à la colère*.

Bien des souffrances par l'*abus du café* ou de *palliatifs narcotiques* trouvent leur antidote dans ce remède ; et, dans les *suites fâcheuses d'une colère*, il est souvent d'une haute importance. La *camomille* a beaucoup d'affinité avec l'*aconit*, la *belladone*, la *noix vomique* et la *pulsatille*, remèdes qu'au besoin on peut consulter comme antidotes.

7. MERCURIUS.

Adouci dans ses effets destructeurs par la manière dont l'homéopathie atténue ses doses, le *mercure*, si redoutable dans les mains de l'ancienne école, n'est, pour le médecin homéopathe, qu'un remède bienfaisant qu'il peut employer dans un grand nombre de cas, qu'autrefois on devait laisser sans guérison, afin de ne pas les empirer. Au nombre des cas où le *mercure*, dans les mains de l'homéopathe, peut faire beaucoup de bien, nous citerons comme les plus importants : Gonflements inflammatoires, rhumatismaux et arthritiques. — Affections syphilitiques et scrofuleuses. — Inflammation, ulcération et engorgement des glandes. — Affection des membranes muqueuses, avec blennorrhagie. — Ulcères rongeants. — Eruptions pustuleuses, ou croûteuses, ou purulentes, ou miliaires. — Petite vérole dans la période de la suppuration. — Inflammations érysipélateuses. — Jaunisse. — Fièvres inflammatoires, ou intermittentes, ou typhoïdes, avec sueurs abondantes, ou avec symptômes muqueux, ou bilieux, ou putrides. — Maux de tête rhumatismaux avec rhume de cerveau. — Inflammation des yeux de plusieurs espèces, et même avec ulcération. — Croûte de lait et teigne. — Affection inflammatoire des oreilles avec douleurs et écoulement. — Rhume de cerveau (*coryza fluent*). — Névralgie faciale. — Maux de dents, même avec fluxion de la joue et engorgement des glandes sous-maxillaires. —

Maux de gorge avec gonflement inflammatoire, et même avec ulcération des parties affectées. — Affections gastriques et bilieuses. — Inflammation des intestins. — Diarrhées et dyssenterie. — Gonflement inflammatoire des testicules. — Flueurs blanches. — Excoriation, gonflement et ulcération des mamelles. — Affections catarrhales, avec enrouement, rhume de cerveau et toux. — Grippe. — Affections hydropiques.

Les SYMPTOMES qui, dans ces cas, ainsi que dans beaucoup d'autres encore, contribuent le plus à indiquer le *mercure*, sont : Douleurs vives et tractives, principalement la nuit, dans la chaleur du lit, avec sueur abondante, mais qui ne soulage point. — Douleurs ostéocopes. — Aggravation nocturne de presque toutes les souffrances, ou augmentation à l'air frais. — Grande fatigue et faiblesse, avec ébullition de sang et tremblement. — Amaigrissement de tout le corps. —

Surexcitation du corps et de l'esprit. — Couleur jaune ou pâle de la peau. — Sommeil trop profond, ou insomnie, avec agitation et jactation. — Frissonnement, ou frissons fébriles, avec chaleur et rougeur des joues. — Sueurs abondantes le jour et la nuit. — Moral agité et inquiet, avec disposition à se fâcher et à se quereller. — Congestion à la tête, avec vertiges, bourdonnement des oreilles et douleur violente au front, comme si la tête devait éclater. — Mal de tête semi-latéral, avec douleurs vives ou lancinantes, brûlantes. — Vertiges avec nausées. — Yeux troubles, ternes, cernés en rouge bleuâtre. — Inflammation des yeux, avec grande sensibilité pour la lumière et l'éclat du feu. — Gonflement chaud et rouge des paupières. — Ulcères de la cornée et douleurs vives nocturnes dans l'œil et au front. — Mal d'oreille, avec douleurs lancinantes, gonflement inflammatoire et écoulement de pus ou de sérosités. — Coryza fluent, avec sécrétion abondante de mucosités; excoriation des narines et saignement du nez.—Maux de dents, principalement d'un seul côté, avec douleurs nocturnes insupportables, aggravées par l'air frais, ou par la chaleur ou le froid des aliments. — Gonflement de la joue du côté malade, avec maux de dents. — Face pâle, plombée ou jaunâtre ou terreuse, et gonflée avec rougeur des joues. — Lèvres sèches, rudes, excoriées, gercées et saignantes.—Coins de la bouche ulcérés. — Odeur fétide de la bouche. — Salivation abondante, ou grande sécheresse de la bouche avec soif ardente. — Accumulation de mucosités épaisses et tenaces dans la bouche et dans la gorge. — Mal de gorge avec douleurs lancinantes jusqu'aux oreilles, gonflement chaud et rouge des parties affectées, et déglutition difficile surtout pour les liquides, qui souvent sortent par les narines. — Langue chargée d'un enduit épais, blanchâtre ou sèche, rouge et fendillée. — Parole balbutiante. — Nausées excessives. — Vomissements, ou muqueux, ou bilieux. — Grande sensibilité de la région de l'estomac et de celle du foie, avec douleur au moindre contact. — Tranchées violentes et diarrhées avec ténesme. — Petites selles de mucosités sanguinolentes, principalement la nuit. — Urines, ou rares, ou excessivement abondantes. — Enrouement et perte de la voix. — Toux sèche ou rauque. — Roideur douloureuse de la nuque et du cou, avec gonflement des glandes. — Gonflement œdémateux. — Souffrances semi-latérales.

C'est principalement aux sujets *lymphatiques et pléthoriques*, ainsi qu'aux personnes d'une constitution *leuco-flegmatique, avec nutrition maladive et grande faiblesse du corps et de l'esprit*, que le *mercure* convient, surtout lorsqu'il y a encore grande *disposition à se refroidir, à s'enrhumer, à transpirer facilement* et à gagner des *diarrhées*. Les suites fâcheuses d'un *refroidissement dans l'air frais du soir* sont souvent de nature à ce que ce remède les enlève promptement. Il a, en général, beaucoup d'affinité avec la *belladone*, la *pulsatille* et le *soufre*, remèdes que l'on peut compter parmi les antidotes du *mercure*, si toutefois il ne faut pas avoir recours à d'autres qui ne font pas partie de ce petit traité.

8. NUX VOMICA.

La *noix vomique* est un des plus grands polychrestes que nous possédions en homéopathie. Parmi la grande quantité de cas de maladies dans lesquels on peut la consulter, nous ne citerons que les plus importants, savoir : Faiblesse physique et nerveuse par suite d'onanisme, des pollutions, ou d'autres pertes débilitantes. — Faiblesse musculaire des enfants scrofuleux. — Accès de faiblesse hystérique ou hypochondriaque. — Danse de Saint-Gui. — Fièvres inflammatoires, avec affections gastriques ou bilieuses.— Fièvres intermittentes.—Aliénation mentale des ivrognes. — Mélancolie hystérique ou hypocondriaque. — Congestion cérébrale avec vertiges.—Maux de tête par l'excès de l'étude, ou par l'abus du vin ou du café. — Migraine. — Rhume de cerveau, avec obturation du nez.—Maux de dents par l'abus du café.—Dentition difficile des enfants. — Affection scorbutique de la bouche. — Mal de gorge catarrhal. — Crampes d'estomac. — Gastrite. — Affections gastrico - muqueuses, ou bilieuses. — Faiblesse de digestion, avec vomissement des aliments. — Vomissement des ivrognes, des femmes enceintes, etc. — Affections inflammatoires du foie et de la rate. — Carreau. — Coliques flatulentes. — Constipation par suite d'une vie sédentaire, par l'abus du café, ou autres causes. — Souffrances hémorrhoïdales. — Souffrances des voies urinaires, avec difficulté d'uriner. — Rétention d'urine spasmodique. — Coliques menstruelles, avec règles trop hâtives. — Chute de la matrice et du vagin. — Mal de tête, maux de dents, nausées, vomissement, et autres souffrances des femmes enceintes. — Péritonite puerpérale. — Inflammation des yeux, catarrhe nasal, hernies, constipation, convulsions et autres souffrances des nouveaux-nés. — Rhume de poitrine. — Grippe. — Asthmes spasmodiques ou flatulents. — Maux de reins, etc.

Les SYMPTOMES qui, dans ces cas, contribuent à indiquer la *noix vomique* sont : Douleurs lancinantes ou tiraillements successifs, avec sensation de torpeur et de faiblesse paralytique dans les parties affectées. — Douleurs de meurtrissure dans les articulations. — Tremblement des membres. — Accès de convulsions suivies d'une sensation de torpeur, avec engourdissement et formication aux parties malades. — Accès de faiblesse après le moindre effort, et principalement après la promenade au grand air. — Faiblesse des muscles, avec marche vacillante. — Surexcitation de tout le système nerveux, avec horreur du mouvement et du grand air. — Aggravation des souffrances par le café, le vin, la méditation, la fumée du tabac et le vent, ainsi que le matin et après le dîner. — Souffrances périodiques et intermittentes. — Amaigrissement. — Envie de dormir le jour, principalement le matin et le soir, avec insomnie nocturne ; ou sommeil tardif à cause d'une grande affluence d'idées. — Réveil de bonne heure, avec sommeil plein de rêvasseries. — Froid et frissons, avec couleur bleuâtre de la peau, principalement aux mains et aux pieds, et surtout aux ongles, ou avec chaleur à la tête et rougeur (surtout de l'une) des joues. — Chaleur nocturne, principalement à la tête et au visage. — Sueurs abondantes, quelquefois partielles (surtout à la tête) ou semi-latérales. — Humeur hypochondriaque, avec angoisse qui pousse au suicide. — Découragement avec plaintes. — Disposition à se fâcher et à s'emporter. — Vertiges le matin ou le soir au lit. — Congestion de sang à la tête, avec plénitude et pression au front, comme si le crâne devait éclater. — Sensation comme si un clou était enfoncé dans la tête. — Maux de tête qui apparaissent ou s'aggravent le matin, ou après le repas, ou par le travail intellectuel, ou par le vin, ou par le café, étant accompagnés de vomissement ou de nausées, ou de défaut d'aptitude à la méditation. — Sensibilité excessive des sens de la vue et de l'ouïe. — Bourdonnement et tintement des oreilles. Rhume de cerveau, avec mal à la tête, obturation du nez et manque de sécrétion muqueuse. — Face pâle et jaunâtre, ou rouge et bouffie. — Teint jaunâtre autour du nez et de la bouche. — Serrement spasmodique des mâchoires. — Maux de dents, principalement le matin, ou la nuit, ou après le dîner, ou en se promenant au grand air, ou en méditant, aggravés par l'eau froide, par des boissons chaudes, par le vin, le café, etc. — Mauvaise odeur de la bouche. — Ulcères fétides, et inflammation dans la bouche. — Mal de gorge comme s'il y avait une tumeur dedans. — Goût acide ou amer des aliments et principalement du pain. — Dégoût des aliments, quelquefois avec soif. — Désir de l'eau-de-vie. — Souffrances pour avoir mangé du pain ou des acides. — Humeur hypochondriaque, mal à la tête et autres souffrances après le repas. — Douleurs crampoïdes à l'estomac. — Rapports et régurgitations acides ou amers. — Nausées, avec vomissement de tout ce que l'on prend, ou de matières muqueuses ou bilieuses. — Régurgitation ou vomissement de sang. — Douleurs à l'estomac le matin, ou après avoir bu ou mangé. — Sensibilité douloureuse du creux de l'estomac. — Gonflement, dureté et endolorissement des régions du foie et de la rate. — Ballonnement du ventre et de l'épigastre, après le repas ou la nuit, avec souffrances par des flatuosités. — Sensibilité douloureuse du bas-ventre au toucher, comme si, en dedans, tout n'était qu'une plaie. — Douleur de meurtrissure dans les téguments du ventre, principalement en les remuant, en toussant, en éternuant, en riant, etc. — Constipation et selles difficiles, comme par occlusion de l'anus ou étranglement des intestins, avec envie fréquente d'aller à la selle. — Envie fréquente d'uriner et sortie des urines goutte à goutte. — Erections et pollutions fréquentes, surtout le matin. — Règles trop hâtives et trop peu abondantes. — Enrouement catarrhal et raucité douloureuse du larynx, avec toux sèche. — Toux, avec douleurs de meurtrissure à la tête ou aux hypochondres en toussant. — Toux convulsive, avec vomissement. — Toux provoquée par la méditation, ou apparaissant le matin, la nuit ou après le repas. — Gênc de la respiration et accès de suffocation, principalement la nuit, en se promenant au grand air, ou après le repas, etc.

La *noix vomique* convient principalement aux personnes d'un *tempérament vif, colérique ou sanguin*, aux *yeux et cheveux noirs ou bruns*, *constitution bilieuse*, *sèche et maigre*, ou lymphatique et épuisée, avec *disposition aux hémorrhoïdes, à l'hypochondrie, à l'hystérie et à la mélancolie.* En général, c'est plutôt un remède pour les *hommes* que pour les *femmes ;* mais bien des souffrances des *femmes enceintes* et *hystériques* cèdent également à l'emploi de ce remède. La *noix vomique* est aussi un excellent remède contre les *suites fâcheuses de l'abus du vin*, ou *du quinquina*, ou *de substances narcotiques*, ou *du café*, ainsi que contre les souffrances par suite de *travaux intellectuels*, *fatigants*, *de veilles prolongées* et *d'une vie sédentaire.* Il a, dans son ensemble, beaucoup d'affinité avec *aconit.*, *bryon.*, *camomill.*, *pulsat.*, *et sul-*

fur, et trouve par conséquent souvent son antidote dans l'un ou l'autre de ces remèdes.

9. PULSATILLA.

La *pulsatille* est un remède à consulter non moins souvent que la *noix vomique*. Parmi les cas de maladies dans lesquels on pourra la prendre en considération, nous citerons comme les plus importants : Rhumatisme articulaire et arthrite vague. — Affection des membranes muqueuses et blennorrhagies. —Morbilles (rougeole), et suites fâcheuses après la répercussion de cette maladie. – Fièvres inflammatoires, avec affections gastriques, muqueuses ou bilieuses. —Fièvres intermittentes, même celles qui ont été traitées par des doses immodérées de sulfate de quinine. — Affections morales par suite de la suppression des règles. — Maux de tête de différentes espèces, même ceux provenant de l'abus du mercure ou des suites d'une indigestion. — Migraine. — Inflammation des yeux et des paupières, avec ulcération des glandes de Meibomius. — Mal aux yeux par suite de la suppression d'une gonorrhée. — Amblyopie amaurotique. — Mal d'oreilles inflammatoire. — Ecoulement purulent des oreilles. — Dureté de l'ouïe. — Disposition à s'enrhumer facilement. — Maux de dents rhumatismaux. — Maux de gorge catarrhaux. — Affections gastriques et bilieuses. — Suites fâcheuses d'une indigestion ou de l'usage de la graisse de porc. — Refroidissement de l'estomac par des glaces ou des acides. — Digestion faible avec vomissement des aliments, même chez les ivrognes. — Crampes de l'estomac. — Vomissement et diarrhées muqueuses. — Affections des voies urinaires, avec difficulté d'uriner. — Pissement au lit. — Pissement de sang. — Catarrhe de la vessie. — Suites fâcheuses de la suppression d'une gonorrhée. — Gonflement inflammatoire des testicules.

— Règles irrégulières ou supprimées, avec beaucoup de souffrances, principalement dans l'âge de la puberté ou du retour. — Métrorrhagie (perte de sang de la matrice) dans l'âge critique. — Flueurs blanches. — Affections morales, maux de dents, souffrances gastriques, coliques, spasmes hystériques, et autres souffrances des femmes enceintes. — Douleurs d'enfantement spasmodiques. — Tranchées trop prolongées des femmes en couche. — Manque des douleurs d'enfantement. — Adhérence du placenta. — Manque de lait. — Affection organique du cœur. — Gonflement inflammatoire du coude-pied.

Les symptômes les plus importants qui contribuent à indiquer la pulsatille dans les cas cités ci-dessus, et dans beaucoup d'autres encore, sont : Douleurs tractives, successives (tressaillantes), aggravées le soir au lit ou la nuit, ainsi qu'à la chaleur de la chambre, soulagées au grand air, accompagnées de torpeur et de faiblesse paralytique, ou de gonflement des parties malades. — Douleurs vagues qui passent rapidement d'un endroit à l'autre, avec gonflement et rougeur dans les articulations. — Accès de douleurs avec gêne de la respiration, pâleur du visage et frissons qui augmentent en proportion des douleurs. — Douleurs et souffrances semi-latérales. — Aggravation et renouvellement des souffrances en changeant une position que l'on a gardée longtemps, ainsi que le soir ou la nuit. — Soulagement par la marche, la pression, la chaleur extérieure et le grand air. — Souffrances intermittentes. — Grande disposition des membres à s'engourdir. — Lourdeur et faiblesse paralytique dans les membres. — Somnolence continuelle et sommeil comateux, ou sommeil tardif le soir à cause d'une grande affluence d'idées. — Rêves fréquents. — Bâillement. — Froid et frissons, principalement le soir, ou chaleur sèche nocturne, principalement au visage avec rougeur de l'une des joues. — Sueurs, principalement la nuit vers le matin. — Frissons, chaleur et sueur partielle et semi-latérale. — Mélancolie avec tristesse, angoisse, inquiétude sur ses affaires, ou avec désespoir sur le salut de son âme. — Caractère envieux, soupçonneux et avide. — Humeur hypochondriaque. — Vertiges, avec ivresse. — Douleurs vives et tiraillements successifs à la tête. — Maux de tête semi-latéraux, quelquefois avec vomissement et nausées, et principalement le soir au lit. — Yeux ou paupières enflammés, rouges, avec larmoiement au grand air et grande sécheresse dans l'appartement. — Sécrétion muqueuse, abondante et agglutination nocturne des yeux. — Vue trouble, comme s'il y avait quelque chose sur la cornée que l'on pourrait enlever par le frottement. — Douleurs lancinantes. — Gonflement rouge et chaleur aux oreilles. — Ecoulement du pus des oreilles, dureté de l'ouïe et bourdonnement des oreilles. — Hémorrhagie nasale. — Rhume de cerveau, avec sécrétion abondante de mucosités aqueuses, fétides, épaisses. — Perte de l'odorat. — Pâleur de la face, alternant quelquefois avec rougeur des joues. — Douleurs vives, lancinantes aux dents, ou tiraillements successifs, n'occupant souvent qu'un seul côté et se propageant jusqu'au visage, à la tête et aux oreilles, accompagnés de frissons, et aggravés le soir au lit, après-midi par la chaleur du lit, soulagés à l'air frais. — Mauvaise odeur de la bouche. — Langue chargée d'un enduit blanc, épais. — Sensation douloureuse dans la gorge, comme si tout était gonflé, sans que rien le soit réellement, avec accumulation de mucosités tenaces dans la bouche et dans la gorge. — Goût amer de la bouche et des aliments, principalement de la viande, du beurre, du lait et du pain. — Goût putride de la viande. — Manque d'appétit et dégoût des aliments. — Absence de soif. — Nausées et envie de vomir insupportables, principalement après avoir mangé, ou le soir au lit. — Vomissement des aliments ou de matières verdâtres, muqueuses ou amères et bilieuses. — Sensibilité douloureuse du creux de l'estomac. — Pulsations dans la région précordiale.—Selles diarrhéiques, principalement la nuit, avec coliques et tranchées, frissons et ténesme, et évacuation de matières muqueuses ou verdâtres et bilieuses ou aqueuses. — Ténesme de la vessie, avec envie d'uriner fréquemment, mais sans effet.—Sortie de mucosités avec les urines. — Douleurs pressives dans les testicules (gonflés) jusque dans le ventre. — Douleur crampoïde dans la matrice. — Ecoulement par le vagin de mucosités épaisses comme la crème du lait.—Accès de constriction du larynx ou de la poitrine, avec manque d'haleine. — Toux humide, avec expectoration de mucosités épaisses, blanchâtres ou jaunâtres. — Toux principalement le soir au lit, et quelquefois avec vomiturition, vomissement et étouffement. — Battement du cœur avec angoisse et gêne de la respiration.

La *pulsatille* convient principalement aux *femmes* et aux personnes d'un *caractère doux, porté à la plaisanterie, à de petites malices innocentes et à des rires ou des pleurs faciles à exciter*, ou tempérament *flegmatique* porté à la *mélancolie*. — Constitution *lymphatique*, avec teint *pâle*, yeux bleus et cheveux blonds, et disposition à s'enrhumer facilement. — Ce remède est aussi d'une grande utilité contre les suites fâcheuses des *eaux sulfureuses*, de l'*abus du mercure*, ou du *sulfate de quinine*, ou de la *camomille*, ainsi que contre les souffrances occasionnées par l'abus de la *graisse de porc* ou de *pâtisseries grasses*. Les souffrances des *ivrognes*, les suites fâcheuses d'un *refroidissement* dans l'eau (bains froids, pluie), cèdent dans bien des cas à ce médicament. Il a beaucoup d'affinité avec la *camomille*, la *belladone*, le *mercure*, la *noix vomique* et le *soufre*, et trouve souvent son antidote dans l'un ou l'autre de ces remèdes.

10. SULFUR.

Il est peu de maladies chroniques dans lesquelles le soufre ne fasse quelque bien, lors même qu'il ne les guérit pas à lui seul. Parmi les maladies les plus importantes contre lesquelles on pourra le consulter particulièrement, nous citerons : Rhumatisme articulaire, arthrite vague et goutte. — Arthrocace. — Hydrarthre. — Inflammations locales chroniques. — Faiblesse nerveuse par suite d'onanisme ou autres pertes débilitantes. — Difficulté d'apprendre à marcher chez les enfants. — Tremblement des ivrognes. — Chlorose. — Affections hydropiques. — Inflammation et suppuration des glandes. — Gale et suites fâcheuses de la répercussion de cette maladie. — Souffrances scrofuleuses et rachitiques. — Dartres miliaires et croûteuses. — Rhagades. — Ulcères, même ceux provenant de l'abus du mercure. — Ulcères fistuleux. — Fièvres hectiques. — Folie religieuse ou philosophique. — Hypochondrie et hystérie. — Migraine. — Teigne. — Chute des cheveux, entre autres celle qui provient de graves maladies aiguës, ou des suites de l'enfantement. — Inflammations des yeux de différentes espèces. — Amblyopie amaurotique. — Écoulement purulent des oreilles. — Rhume de cerveau chronique. — Dartres croûteuses à la face. — Aphthes des enfants. — Salivation par l'abus du mercure. — Aigreurs et pyrosis. — Pituites des buveurs de vin. — Faiblesse de la digestion, avec anorexie ou vomissement des aliments. — Gastrite chronique. — Inflammation chronique du foie. — Ictère. — Induration et gonflement de la rate. — Coliques flatulentes, ou hémorrhoïdales. — Bubons scrofuleux et mercuriels. — Disposition chronique à la constipation, ou disposition à des diarrhées fréquentes. — Suites fâcheuses de la suppression du flux hémorrhoïdal. — Pissement au lit. — Gonorrhée secondaire. — Suppression des règles. — Coliques menstruelles. — Flueurs blanches. — Rhume de poitrine invétéré. — Souffrances asthmatiques. — Inflammation chronique des poumons. — Panaris. — Inflammation rhumatismale du genou. — Ulcères aux pieds et aux jambes, etc.

Les SYMPTOMES les plus importants qui, dans les cas ci-dessus et dans d'autres encore, contribuent à indiquer le *soufre*, sont : Élancements dans les articulations, quelquefois avec sensation de torpeur dans les parties affectées. — Douleurs de luxation, tension comme par raccourcissement des tendons, et crampes dans les membres. — Gonflement chaud et rouge des articulations. — Disposition des membres à s'engourdir facilement. — Grande fatigue, même après la moindre conversation, avec besoin de rester couché ou assis, et transpiration facile. — — Amaigrissement du corps. — Grande sensibilité à l'air libre et au vent. — Aggravation des souffrances la nuit et dans le froid, ou dans la chaleur du lit. — Souffrances périodiques et intermittentes. — Prurit brûlant des éruptions. — Peau maladive, avec tendance de la moindre lésion à s'ulcérer. — Sommeil non réparateur, avec agitation et rêves fréquents, mouvements convulsifs des membres et sursauts avec effroi. — Froid et frissons, ou chaleur, avec rougeur du visage et principalement des joues, ou avec chaleur brûlante des mains et des pieds. — Sueurs fréquentes et abondantes, le jour et la nuit. — Mélancolie, humeur hypochondriaque, tristesse, avec pleurs ou mauvaise humeur, avec prédisposition à se fâcher et à l'emportement. — Grande faiblesse de mémoire. — Disposition à des rêvasseries religieuses et philosophiques. — Tête entreprise, avec difficulté de méditer. — Vertiges avec nausées. — Douleurs vives et tiraillements ou élancements à la tête, quelquefois seulement d'un côté. — Congestion de sang à la tête avec bourdonnement des oreilles. — Chaleur et pulsation ou pression dans la tête, principalement au ventre. — Maux de tête nocturnes. — Aggravation des maux de tête par le mouvement, la marche, le grand air et la méditation. — Endolorissement du cuir chevelu. — Yeux enflammés, avec rougeur de la sclérotique ou de la conjonctive. — Larmoiement abondant au grand air, et grande sécheresse des yeux dans la chambre. — Croûtes et ulcères autour des yeux. — Trouble et ulcères dans la cornée. — Grande sensibilité des yeux pour la lumière du soleil. — Douleurs lancinantes dans les oreilles. Obturation et grande sécheresse du nez, ou sécrétion abondante d'un mucus épais, jaunâtre. — Saignement du nez. — Face pâle ou jaunâtre, quelquefois avec yeux enfoncés et cernés, ou couleur rouge foncé du visage, avec chaleur brûlante des joues et principalement des pommettes. — Gonflement des glandes sous-maxillaires et de celles du cou. — Brûlure, chaleur et gonflement des lèvres. — Maux de dents, le soir, la nuit ou au grand air, quelquefois jusqu'aux oreilles et à la tête (d'un seul côté), avec gonflement des gencives. — Salive d'un goût salé. — Mauvaise odeur de la bouche. — Langue blanche, chargée, ou couverte de mucosités brunâtres. — Douleur dans la gorge, comme si elle était rétrécie ou qu'il y eût une tumeur, avec élancements en avalant. — Goût de la bouche, acide ou putride, ou douceâtre. — Dégoût pour les aliments, et principalement pour la viande, le pain de seigle et le lait. — Dégoût ou grand désir des choses acides et sucrées. — Souffrances après le repas, et surtout après avoir pris du lait, des acides, ou des aliments sucrés. — Rapports aigres ou amers. —Régurgitation des aliments. — Nausées, et vomissement des aliments ou de matières acides ou amères, principalement après le repas. — Ecoulement d'eaux par la bouche comme des pituites. Pression et douleurs crampoïdes à l'estomac, principalement après le repas, ou la nuit. — Chaleur brûlante dans l'estomac. — Endolorissement, gonflement et dureté des régions du foie et de la rate. — Pression comme par une pierre, ou douleurs crampoïdes, ou élancements dans le ventre et principalement du côté gauche. — Endolorissement du ventre au toucher, comme si tout en dedans était au vif. — Ballonnement du ventre avec incarcération des flatuosités. — Maux de ventre nocturnes. — Constipation avec selles dures et ténesme. —Selles diarrhéiques principalement la nuit, avec coliques, ténesme, et évacuation de mucosités blanchâtres, ou verdâtres, ou sanguinolentes. — Hémorrhoïdes douloureuses. —Envie fréquente d'uriner, quelquefois avec émission douloureuse de quelques gouttes d'urines rouges, brunâtres, ou même sanguinolentes. — Faiblesse des fonctions sexuelles. — Règles trop hâtives et trop fortes, avec coliques, maux de reins, maux de tête, ou règles trop faibles, trop pâles. — Enrouement et perte de la voix. — Toux sèche, quelquefois avec vomiturition et étouffement; ou toux humide, avec expectoration de mucosités épaisses, blanchâtres ou jaunâtres. — Gêne de la respiration, accès de suffocation et d'asthme, principalement la nuit, le matin, ou le soir au lit. — Elancements ou pression, ou douleurs crampoïdes dans la poitrine, principalement du côté gauche. — Battements de cœur violents, etc.

Le *soufre* convient principalement aux personnes d'une *constitution lymphatique*, disposées à des *éruptions*, *des dartres*, des *glandes engorgées*, etc., ou aux personnes d'une constitution *bilieuse*, avec *disposition aux hémorrhoïdes*, à *l'hypochondrie* et à *la mélancolie;* ou aux personnes d'une *constitution faible* et *épuisée*, ou *leuco-flegmatique*, avec *teint maladif*, disposition à des *blennorrhagies*, des *rhumes de cerveau*, des *refroidissements*, des *sueurs faciles et abondantes*, et des *diarrhées avec coliques.* — Il est souvent aussi d'une grande utilité dans les souffrances des *ivrognes*, ainsi que contre les *suites fâcheuses de l'abus du mercure ou autres poisons métalliques*, et contre les affections occasionnées par un *refroidissement dans l'eau* ou par le *vent* (courant d'air). Les principaux antidotes du *soufre* sont: *mercur.*, *nux vomic.* et *pulsatill.*, médicaments avec lequel le soufre a beaucoup de rapports communs.

FIN.

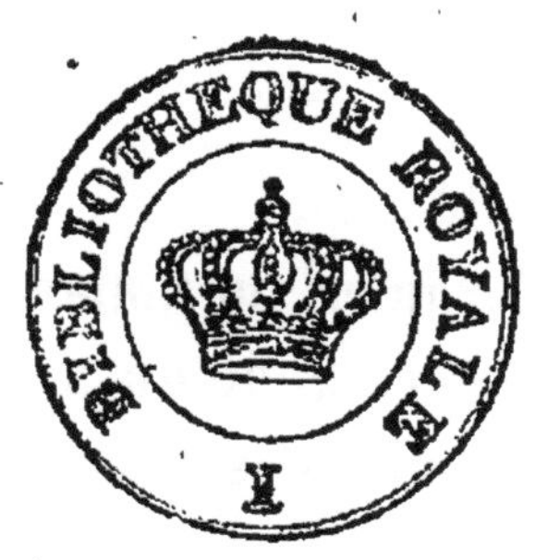

TABLE.

www.ingramcontent.com/pod-product-compliance
Ingram Content Group UK Ltd.
Pitfield, Milton Keynes, MK11 3LW, UK
UKHW021536260726
13993UKWH00002B/534

9 782019 968069